書不盡言
言不盡意
自覺聖智
完成人格

辛卯冬 二〇一一年
九四讀童
南懷瑾

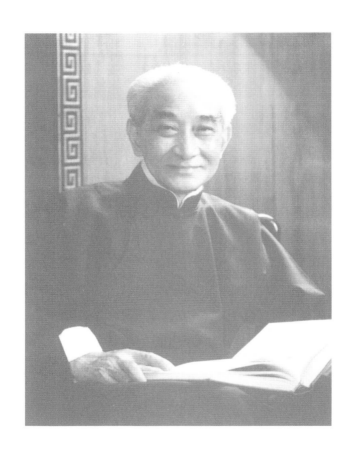

道家、密宗与东方神秘学

南怀瑾 著述

复旦大学出版社

出版说明

　　宇宙何以生成天地万物，人的心灵究竟具有多大的功能，修炼养生能否延年益寿？古往今来，人们一直对这些问题进行着孜孜不倦的探求。古代中国、印度、埃及出现的神秘学也莫不是以此为主题展开的。本书是南怀瑾先生从文化和医学的角度，论述道家、密宗和东方神秘学的著作。全书分为三部分。第一部分，主要论述密宗的历史、理论和修持，尤其是身密、口密、意密"三密"的修法；第二部分，主要讲解易学与中医医理，尤其是气脉问题；第三部分，收录有关的专论和序跋。

　　兹经版权方台湾老古文化事业公司授权，将老古公司二〇一〇年十月版校订出版，以供研究。

复旦大学出版社

二〇一五年十一月二十六日

前 言

密义深奥，丹诀难解，数千年来参究内宗专一修行之士，每每望之兴叹，或滞壳迷封，或误入歧途。盖皆以不得名师指点，盲修瞎炼，妄自徒劳为憾。然宗教神秘之学，并未因此而泯灭，反而以其神秘莫解而轰动流行于末法之近世。牵强附会，妄引仙诀法要，与人实法，甚或假之聚众敛财，其流弊所及亦大矣！此殆非先贤密法传世之本义哉！

有云：二十一世纪将为精神病笼罩之时代。近年来因宗教之误而精神失常，求药于南师处之患者亦多矣！大抵皆以不明密法之真义，缺乏正知正见，以勘破宗教神秘仪式之假相，遂陷入思想混乱分裂状态而不能自拔，悲哉！殊可怜，复可愍也。

敝公司有感于此，遂搜集历年来南师有关神仙丹道及密法理事相关之著作及讲记，编辑成册，再三求请，终获南师恩准，排印出书，但愿有利于真诚向道修行之士，获正知见，证无所得，知所归依，是为心馨所祷者也。

老古文化事业公司　谨志

一九八五年七月十五日

目录

东方神秘学
道家、密宗与

1

道家、密宗与东方神秘学

第一部分

道家、密宗与东方神秘学

第一章　道家、密宗与东方神秘学

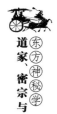

宇宙是一大奥秘，人生是一大奥秘，宇宙何以生成天地万有？更是大奥秘中的奥秘！宇宙的生命，何以有人类？人是怎样生成？为何会死去？死去以后有无灵魂？生前心灵的功能和精神的作用，究竟有多大力量？人的寿命和现有的肉体生命，能否有方法长久地活下去？这些都是宇宙和人生奥秘的问题，也是古今中外人人迫切想要知道的学问。

人类在上古时代，知识并未普遍发达，无论东方与西方，人们想要寻求这些问题的答案，只有投向宗教的解释和信仰，把心灵付托于坚定的信念而不必再求深究。可是信念大体是偏重于感情的作用，求知究竟是偏向于理智的要求。感情与理智，在人类的心理中，往往自相矛盾，理智的求知常会怀疑感情信仰的可靠性。因此，运用思想之慧思以求知的要求，便如脱羁之马，自动跳出宗教的范围，走向运用自己的知识去探寻宇宙与人生奥秘的究竟。于是，哲学求知的领域，便由此而建立起它的权威。宗教的教义，也需运用哲学的解释来增加它的真实，人生的思想方向、行为道德、生活意义，同样需要哲学来确定它的善恶标准。但是推崇爱好思想的玩意久了，人们对于思想本身的可靠性，又发生了怀疑。因此先要缩小范围，研究思想本身和运用思想方法的逻辑学问，便由此产生而成为专门的学识。可是，宇宙与人生的种种奥秘，并不因为有了逻辑的运用而求得了明确的答案，所以科学便从哲学的口袋里脱颖而出，到自然的物理世界与现有实际的物质中，去探求究竟。

到目前为止，科学研究的结果，比古人更加进步，而懂得自然与物理世界的知识，而且可以部分把握物质和运用物质，的确有了空前的成绩。但是，累积古今中外几千年的文化，由宗教而到哲学，由哲学而到科学的今天，人类知识的范畴，可以远上太空，细入无间，仍然不能明白切身生命的奥秘，并未寻求到宇宙生命奥秘的结论。从这个角度看来，可以说，芸芸众生，熙熙攘攘，依然还在浑浑噩噩，无识无知地过着莫名其妙的人生。所以东西方的文化中，自古相传迄今，似宗教非宗教，似哲学非哲学，亦宗教亦哲学。同时，也有它自己的科学精神作用的神秘学，照样屹立不倒，仍然被人们所乐于接受，乐于追求。甚至，在物质文明高速发达的今天，更为吃香，更为人们所倾倒。这是什么原因呢？因为物质文明发达的结果。这个世界，几乎成为机械的世界，距离自然愈来愈远；这个世界上的人生，几乎成为机械的人生，枯燥乏味。而神秘学所讲究的，虽然还没有离开人体和自然物理的关系，但它是讲究精神生命的学问，它在追求精神生命和宇宙生命综合的究竟。

从神秘学的立场来讲，有悠久历史文化的东方古国，如：中国、印度、埃及，都是神秘学的古老泉源，也可以说，东方的中国，极富有神秘的奥秘，已经引起西方人的兴趣，而且非常注意地开始追求。但是现在流行在美国方面来自欧洲的神秘学，却多是承认从埃及文化的系统而来。他们研究人体潜在的功能，倾向追求人自己具有超越现实力量的神通妙用，相似于科学幻想小说中的境界。有相当的道理，但并不知究竟，同时保存了埃及和希腊文化综合的天文星象学与人类生命的关系。由此可以看出，它与中国上古文化互有共通之处的特色。因为有了这种趋向，在西方的文化思想中，人们逐渐相信有前生和后世循环因果的关系，相信有灵魂的存在，而且正在开始追求灵魂存在的证明，渐渐形成为灵魂学的专门学问。从表面看来，它与中国传统流传的道家，以及佛教的密宗，有些相同之处，实际上，其间的差别异同，大有问题。至于对中国道家方面的学术，并不了解，虽然已经有人把道家丹道方面的书籍《太乙金华宗旨》译成英文；暂且不管它的翻译是否准确，到底还如弱水三千，但只取得一瓢而饮的微渺。

近年来，也有人想把中国的道教和神仙丹道的学术，传向美国，其志固然可嘉，其学可惜未充。那些拉杂繁芜的道家表皮之学，并不足以真能代表道家学术而引人入胜。倒是佛教在西藏流传的密宗书籍与部分方法，自十九世纪开始，经过英国、法国学者和传教士们的研究和翻译，有几种精要的法典，都有法文和英文精确的译本，而且一部分被西方流行的神秘学派，吸收融化而别出心裁，另行树立格调，更加深了西方神秘学的神秘性。但很可惜，西方的文化思想，它的原始根本存有极大的障碍，始终挡住了趋向形而上道真正解脱的道路。（一）因为西方的文化思想，基本上是偏向于唯物的，所以它把精神领域的奥秘和形而上道的结论，非常自然地都会归向于物理的作用，不能彻底明白和求证到超越心物的究竟。（二）西方文化的基本精神，始终包藏在"新旧约"的怀抱里，到了追求神秘到无法用人类惯性的思想知识去解释时，仍然把它推向宗教的领域里，寻找答案。

因此，我们现在要发扬中国传统文化自古相承的人生与宇宙奥秘之学，必须要从学术的整理而寻求配合科学的求证，才能光前而裕后。此外，有些西方人，把禅宗也掺进神秘学里，那更是严重的问题，岂止嬉皮们歪称渊源于东方中国的禅与道的风格呢！

第二章　密宗的神秘、神秘的密宗

　　密宗，在中国佛教中，被列为十大宗派之一，又称为秘密教，或简称密教，其别称为喇嘛教，是从西藏语的习惯而来，因为西藏流行密教的出家僧徒，称为喇嘛，所以便以喇嘛而名教，实以人事作为教派的代名。密宗起源的传说，约有两途：

　　（一）从传统佛教的观念，认为释迦牟尼入涅槃以后几百年间（公元一五〇—公元二五〇年间），印度佛教中，出了一位龙树菩萨（又一说是龙猛菩萨），打开了释迦佛留在南印度的一座铁塔，取出密宗的经典，从此世上便有了密宗的流传。到了中国唐朝玄宗时代，有三位印度的密宗大师来到中国——善无畏、金刚智、不空三藏——便传下了密宗的教门。再到宋末元初，由蒙古人带入了西藏的密教，经过融会以后，到了明朝永乐时期，认为密宗过于怪异，便下令废逐，以后就一直流传在日本，这在中国佛学史上，后来便称它为东密。

　　（二）从西藏密教的传说，认为释迦佛的一生，所传授说法的重点，都是可以公开讲说的，所以便叫它为"显教"。至于具有快速成佛的秘密修法，释迦恐怕说出来了，会惊世骇俗，所以终他的一生，便不肯明言。到他涅槃后的八年，为了度世的心愿，需要传授密法。因此，他以神通显化，不再经过母胎而出世，又在南印度的一个国度里，正当国王夫妇在后园闲游时，看见池中巨莲中间的一朵忽然放大得异乎寻常，顷刻之间，又从这巨莲的花蕊中跳出了一个婴儿，就是后来密教的教主——莲花生大师。长大以后，娶妻生子，继承王位，以种种神通威德治理国政。以后舍弃王位周游传法，到过尼泊尔，发现国王残暴失德，他便取而代之，为尼泊尔治理好了国家，飘然而去。当中国唐太宗时代，他便进入西藏传授密宗的教法，从此使西藏成为佛国。他的传法任务完了，在西藏乘白马升空而去，返回他的世外佛土。据说，莲花生大师永远以十八岁少年的色相住世，始终不老，偶然嘴唇上留一撮小胡子，点缀他的庄严宝相。西藏密教徒们集会，虔诚修习一种密法"护摩"，以火焚许多供养的物品，有时感通了莲师，亲自现身在火光中，如昙花一现，与大家相见云云。这一路的密宗，在中国佛教史上，后来便称为藏密。

过去藏密很秘密地固守在西藏的封疆，在元朝，曾一度传入内地，但不久也随元朝的势力而消失。清初又一度传入，但大半都限于清朝的宫廷、王室。藏密部分流传到欧洲，被掺入西方神秘学派的事，是十八世纪，英国在印度建立起殖民地的统治权之后，又想侵吞西藏，极力挑拨汉、藏之间的民族感情，煽动地方情绪，英国的学者与传教士们，便又辗转进入西藏学习密法。同时法国的传教士和学者们，有些从越南通过云南边境进入西藏学习，有些通过英国，也从印度入藏。

一直到一九二四年以后，汉、藏之间，互通款曲，显教与密教的学人，才有了往来，而藏密各宗若干知名的喇嘛大师们——俗称为活佛的，也就亲自来内地传教，于是藏密便在内地渐渐流传。尤因佛教各宗的衰落，听到密宗有秘密的法门，可以快速成佛。而且要发财的，它有财神法。要不舍世俗的男女夫妇关系，而又可立地成佛"不负如来不负卿"的，它有双修法。要求官求名的，它有增益法。总之，密宗几乎以有求必应，无所不能的姿态出现，而且以神通相炫耀，幻弄玄虚。不管是真是假，这些陪衬密宗外表的作用，便不知赢得多少善男信女们的倾心膜拜！

但从人类文化的发展史来研究，或从佛教文化发展史来看，无论东密与藏密，原始起源的传统说法，实在过于神秘，令人无法置喙。如果站在宗教性的立场，只有"信"便是，稍涉怀疑，即是渗漏。可是时代到了今天，科学的文明，到处都向神秘的壁垒钻研透视，固守旧封，并非上策。密宗的方法，倘使真有利于世人的，何妨再度开放南天铁塔的锁钥，把它的无上威德，多给世人沾些利益。如果打开神秘的大门以后，原来并无其他东西，那又何必抱残守阙，敝帚自珍呢！因此，我来说密。

第三章　密宗的神秘
——近于神人之间的龙树

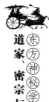

　　密宗的历史渊源，已如上文所说，有"东密"与"藏密"两种不同的传述。但都是扑朔迷离，更增加了密宗的神秘。笃信现实资料的学者，对此"莫须有"之说，益加不信，甚至讥笑它为愚妄的迷信。虔诚信仰密教的人，对此神秘而难明其所以然的说法，则更加肃然起敬，视为神奇尊贵。其实，两是两非都非定论。密宗之密，经过智慧的透视，究源溯本，也并非完全不能使之明朗化。总之，从现代学术的立场来研究密宗，首先要把握它的关键，从早期的东密传述中开出南天铁塔的龙树菩萨（菩萨，是梵文"菩提萨埵"译音的简称，意义即是得道的觉者，但又留情入世而广度众生的慈悲大士）说起。

　　龙树，迟于释迦牟尼五六百年，出生在印度。幼时聪敏过人，而且喜爱神秘的学术。在少年时代，与同学二人，曾经遍学印度的神秘学。据说，已经练成隐身的法术，便与他的同学，行为不轨，夜入王宫，戏弄宫女，有些宫女们因此而怀孕，震惊了整个宫廷。国王用尽种种方法，甚至请术士入宫捉妖，但都无可奈何。后来接受大臣的建议，认为如非鬼怪，必是人为。就连夜在宫中布防，使每一角落，都遍布武士，随意向空挥戈刺杀，只有国王周围一丈以内，不准侵入。结果，他的两个同学都被杀死，失去了法术的灵效，而显现人身。只有龙树，屏闭呼吸，躲在国王的身后，虔诚向佛祷告，许下忏悔罪恶的心愿，立誓过此一关，即出家为僧，方免于死。

龙树出家以后，潜心佛法，不久，即遍习大小乘的佛经，而且融会贯通，毫无疑义。于是就认为佛法不过如此，而释迦既然能够创教，当然他也可以独创一格。据说因此而感动了龙王现身，欢迎他到龙宫的藏经处参观收藏的真正佛学经典。他在龙宫的"图书馆"中，骑着白马，走马看佛经的题目，三个月还没有全部看完。因此，大为折服，放弃他的傲慢思想，便向龙王商量，取来人世尚未流传的《华严经》一部。据说，龙树自龙宫取出的《华严经》，一共有十万偈（印度上古原始的佛学，喜欢用长短句的诗歌方式记述，后来翻成中文，经文之外，又有长短句的韵语，便称它为偈语）。中国佛经中，由梵文翻译出来的三种《华严经》，最完备的一部，也只有八十卷。据说，龙树仅只取出原经的万分之一而已。后来龙树登台说法，也时常显现神通，使听众们只见座上有一圆满的光轮，但闻其声而不见其人云云。

关于龙树菩萨个人的历史故事，在佛教《大藏经》中，另有他的传记资料，译文虽然不大典雅，但大体可读，足资参考。而龙树所著的《中论》，以及与《般若经》有关《大智度论》等的佛教要典，确是佛学的重镇，思精义深，绝不可以轻视。后来传入中国的佛教，经过四五百年的吸收融会，到唐代为止，建立了中国佛教的十大宗派。而龙树菩萨，却成为中国佛教的八宗之祖，如：禅宗、密宗、唯识（法相）、天台、华严、三论、成实、净土等。可以说他真是佛教中的主药，方方有份，实在不太简单，也并非偶然的事。

知道了这些比较简要的龙树菩萨的历史资料，如果也用考证的方法来求证，实在无此必要。例如龙王是否代表某一人名等等问题，都是无法解决的事实。

（一）因为上古到中古的印度文化，已经没有文献可征。过去的印度人，自己并不注重历史。后世的印度文化史，是十九世纪以来，自英国的东印度公司成立以后，才由欧洲的学者们开始搜集中古以后的残余资料，以推测为考证，处心积虑地建立它的体系，此需再加小心地求证于中国佛经中所保藏的资料才对。因为大乘佛教在印度，当中国的宋朝中叶，早已销声绝迹，完全从南北印度传入中国，成为中国的佛教了。

（二）世界上的神秘之学，如果都可一一考证得出来，它就失去了神秘的价值而不神秘了。

但中国近世和现代研究佛学的学者们，也稍微注重考证，重新估价，认为佛教史上所称开启"南天铁塔"、传承密宗的大师，不是龙树，而另有其人，名为龙猛。于是龙猛与龙树，又二即为一，一又为二的迷离两可之说，更无定论了！然而无论如何，密宗与唯识学一样，大体说来，都是释迦牟尼涅槃（灭度）以后五百年间开始，到八百年间而集其大成的印度后期佛学，应无疑问。

把握住以龙树菩萨为密宗中心的关键，暂时撇开佛教，再来研究印度文化发展史的另一关键，就应当了解古印度的文化思想向来就偏重于宗教和神秘的学术。尤其南印度方面，是古代世界上神秘学术的发祥地，它与埃及、中国、希腊、大西洋文化系统等神秘学，都有一脉相通的关联之处。至于印度的宗教学方面，强调一点来说，它与中古以来，流传各地所创的宗教，都有亲切和秘密的关联，犹如古印度的香料一样，东西双方，都从那里输入。如果说，在这方面，就说是印度传统文化的光荣，当可受之而无愧。除此之外，又须另当别论了！

释迦牟尼创立佛教以前，印度原有存在的宗教，便有婆罗门教，而且他的教士们，还是印度历史上第一等阶级的人物。与婆罗门同时存在，先后流传，甚至与释迦创立佛教时，也同时盛行，比较庞大而有力量的，还有瑜伽士派等许多派别，也就是佛经上常常提到的外道六师们。他们都与婆罗门教一样，在佛教以前，就有出家修行、吃素苦行的制度和习惯。中国佛学翻译梵文的"沙门"这个名词，在古代的印度便是一切出家修行人的通称。自释迦创建佛教的理论与行证以后，虽然他毕生说法四十九年，弘扬正理，驳斥盛行于当时印度的许多宗派和哲学理论——包括有唯物思想的，有放任主义的，有以苦行为道的，以及婆罗门教的宗教哲学，主张"神我"独尊的观念。但真正服膺释迦佛教，笃信"缘生性空"、"性空缘起"的"般若"正观的，为数并不太多。而且他当时教化所及的地区，多在中印度和邻近北印度一带，并未完全到达南印度的区域。

释迦涅槃以后，他的弟子，又因戒律（制度）和所闻心得的见地不同，逐渐分成二十多个派别，而且多半属于小乘的佛学思想，互相争论见解，达四五百年之久。至于奠定大乘佛学的根基，实由马鸣菩萨开其先河。但使释迦尚未完成的传教大业得以完成"般若空观"与"非空非有"的"中观"体系，实自释迦过后四五百年之间，由于龙树的兴起，确有密切的关系。换言之，龙树曾经遍学佛教以外的各宗各派的外道，就利用他们的习惯方法，糅集而成为另一系统。但将佛学的中心见地与思想，灌注其中，并不违反人们固有信仰的习惯，而乐于接受，使得佛法普遍弘开，厥功甚伟。因此可知，密宗，实在便是印度各宗派神秘学术的总集成，而它的中心见地与思想，却皆归于佛的大教。至于显教和密教的佛法，真正开张推广的，却是后来印度名王，笃信佛教的阿育王之力。但这种演播，只是限于原始的东密而言。有关后来藏密建立大小乘佛学完整体系的理论，使释迦与龙树尚未尽臻美满的教理，完成"唯识"心学的体系和程序，则归功于距释迦八百年后，弘扬"弥勒"法统的无著、世亲两兄弟。因此而使后来的藏密学理，贯串显密的学术而成为通途的条贯。融通"般若"的"毕竟空"，与"唯识"的"胜义有"为一体两用，使佛学的奥义，更上一层楼而目极霄汉，诚有莫大的功勋。

第四章　密宗理论之依据

　　无论东密与藏密所标榜的历史渊源如何久远，但它的佛学和修法理论的完整体系，虽自释迦过后八九百年间无著、世亲两兄弟完成"唯识"法相学后，为密宗的修法，建立了一套完整精详的理论，但根据"唯识"与"般若中观"的精义而确立密宗"即身成佛"的奥义，在藏密的发展系统中，由初唐开始一直到明代，从阿底峡尊者著《菩提道炬论》，再到宗喀巴大师著《菩提道次第论》止，才是正式的完成。其次，由初唐到元明之间，如红教的"大圆满"，花教的"大圆胜慧"，白教的"大手印"等等修法，虽然也本于"唯识"与"般若"的见地，但与其说是"中观"的修法，毋宁说是禅宗心法的同源异派，较为适当。再其次，东密修法的理论，唯未完全采用"唯识"的大系，但其主要重心，实不离于"唯识"的"胜义有"观。有关这些学理依据的理由，牵涉太广，暂且不谈。

大日如来与宇宙万有的本体论

　　东密最基本的大经，便是《大日经》、《金刚顶经》。《大日经》以"毗卢遮那佛"为密教的本尊，也别称为"大日如来"。他是法界独一无二的一尊，借用哲学的术语来说，他便是超越于宇宙独一无二的本体。用佛学的名词，他便是"法身佛"。他与自性成为眷属，也等于说，宇宙万有，都是他自性本能的附属品，他在秘密性的金刚界的心殿之中，永恒不断地自受所有的法乐。《大日经》所说的道理和境界，便是他说出自身所证到的圣智境界。

透过《大日经》所说的这些基本原理，我们便可知道人类本自具备超越于宇宙万有的自性本能，根本上，便自具有无比的纯真、至善、至美的万有功能。它便是法界宇宙万有和人类本性自我的主宰。除此以外，再无其他另有的第一个因，更不是人类所奉献给他的成果。它便是由小我归还到本有的大我，而且无所谓有你、我、他的分别之真我。那么，他与显教、密宗互相共同的《华严经》上所说的"毗卢遮那佛"的原理完全一致。同时，也和唯识学所标榜的人性与众生共有同体的"阿赖耶"藏识的正反面，本自具有"真如"性体的理论和原则，完全相契。而且《华严经》由龙树大士所出，《大日经》也由龙树（又说为是龙猛）所出。《华严》为唯识学的基本要典，同时也通为密宗的大经。由此而知，后期佛学之有密教，它与龙树菩萨关系的来龙去脉，就不难探索可知。

心向往之的即身成佛

但是，一般显教的佛学，无论大乘和小乘的理论和修法，都说由一个普通平凡的凡夫，要修证到成佛成圣的阶段，实在非常之难。在小乘的佛学中，认为至少要死后重生人生，连续修持好几生才能证果。到了大乘佛学的唯识法相宗，认为由凡夫到成佛之路，必须要经过三大劫。等于说，要经过无数次的世界成坏，才有成就的可能。一般人在开始学佛学道时，总带有多多少少，或潜在而不自知的功利观念，对于多生累劫修持成佛的说法，和遥远而不能把握的道德升华和善行的结果，不是望而却步，就是多数半途而废。极难至诚修学，遭遇曲折困难而永无退志。只有禅宗，标榜出"明心见性，顿悟成佛"，比较富于吸引力，会使一般人生起追求的渴望。除此之外，密宗"即身成佛"的号召，则更能引人入胜。

此外，在佛学的修法中，无论显教的任何一宗，乃至禅宗，除了采用禅定的静虑——止观等方法，作为修持的凭借以外，其余的学理，大体上都是智慧思维所得的成果。而且汪洋恍惚，难穷边际，使一般浅智的人，感觉到难以凭借，更无绝对的把握。而在密宗呢？提出有"三密"的加持功德，使人容易得到"即身成佛"的效果。而且花样百出，可使修学密宗的人，昼夜忙着"有为"而求达"无为"涅槃的成果。这是人们多么喜欢的事，也可以说，它是经济价值高而成本较为低廉的成佛捷径。所以释迦牟尼遗言中提到，后代末世的时期，大乘佛学的智慧成就之学，一一衰落，唯独密宗与具有宗教性信仰的净土宗，才能流布不息。以此证之于现代的趋势和事实，却甚为相似。

密宗三密中的身密

密宗所谓的"三密"，就是身、口、意的三重内涵的秘密。所谓身密，归纳起来，应有两种意义：（1）人体本有的奥秘，它与天地宇宙的功能，本来便具有互相沟通的作用，只是人们没有通过大智慧的理解，没有经过合理方法的修持，所以永远没有发挥伟大的作用。（2）密宗认为有各种传统渊源于远古的方法，加持到修学密法的人身上，便可使他有事半功倍的效果，可以迅速地与神人互通，天人一体，进而至于成佛成圣。

但是，从东密与藏密的范围来讲，关于身密的道理和修法，却各有不同的基础。以东密来讲，透过人体两手十个指头，配上心理想象的意念，契合某一修法，便互相挽成各个不同的"手印"（中国的道教，叫作捻诀），便可产生加持修学密法者的效力。因此，对于人体十指具有无比潜能的奥秘，实在有值得研究的必要。而以藏密来讲，认为除了"手印"的威力以外，关于人身气（气机）脉（内腺）的作用，便本自具有"即身成佛"与天人互通的奥秘，几乎与中国道家的气脉之说，可以互相辉映，益增光华。（有关密宗"手印"的部分图）

手指秘名

轻轨之中手指密号多矣。今且出行记中所用示之。谓两手名二羽，亦名满月。两臂亦称两翼。又十指名十度，亦名十轮十峰。右手名般若。亦名观、慧、智等。左手名三昧。亦名止、定、福等。

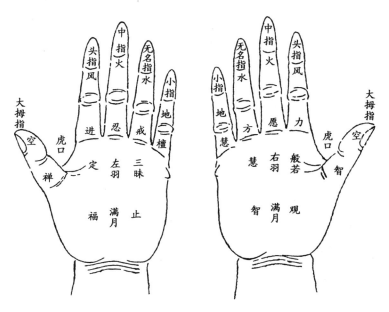

十度号。从左小指起以次数之上，即檀戒忍进禅。从右小指起以次数上，即慧方愿力智。五轮密号亦然。从左右小指起次第向上数之，即地水火风空也。如图须知。

看了这些密宗的"手印"，浅见者流，也许就会轻易地认为它是"玩魔术"，或者等同儿戏地变戏法。其实，这是"人体光学"和"人体电学"的奥秘。需要将来科学再发展的配合，或许可以慢

慢了解它的内容。现在还没有时间详说，而且也非片言可尽，暂且
留待以后专论。

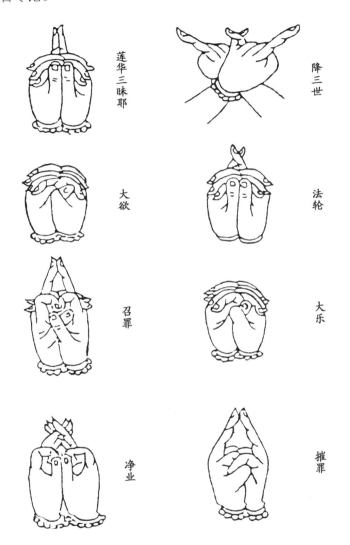

莲华三昧耶

降三世

大欲

法轮

召罪

大乐

净业

摧罪

第五章　人身的内密

关于密宗手印的神秘

　　东密的身密，注重在"手印"的结合，而前图所列举的图式，只是有关"手印"的一部分姿态而已。因为密宗"手印"的种类过于繁多，暂时从略。总之，在密宗的理论里，认为双手的十指，对外则与法界佛性（宇宙本体的功能）相通，对内则与五脏六腑相通。所以修习密法时，结成"手印"，便可与法界中已经成就的诸佛菩萨的身密互相感召，增加速成的效果，同时自身也就等同有佛菩萨的神通功能。

　　其实，对于"手印"具有神秘效力的观念，并非佛法之密宗开始创此理论，它在印度固有的婆罗门教中，早已流行着重视"手印"的作用。中国秦汉以后的道家符箓派的方士们，也已有了"捻诀"结"手印"的玩意。甚至，有些特别崇拜道家，爱护中国文化的人士，还认为密宗的"手印"与气脉之学，乃至印度的瑜伽术，都是从中国传过去的。这就相当于北魏以后和唐末五代的道教之徒，杜撰道书经典名为《老子化胡经》，说老子骑青牛出函谷关，西渡流沙，到了印度，摇身一变，便成为释迦牟尼。同时佛教之中，也互不相让，杜撰佛经，说迦叶尊者行化中国时，便摇身一变而为老子。儒童菩萨，乘愿而来，化为孔子。这些都是基于狭隘的宗教情绪和宗教心理的作祟，自找麻烦而自成不经之谈，徒为有识者之所讥嫌。

有关人体气脉的奥秘

但到了初唐时代，从莲花生大师由北印度进入西藏，传授了流布在西藏的密宗开始，对于人体身密的奥秘，忽又突出三脉七轮，或简称为三脉四轮的学说，涵盖了密宗和瑜伽术等一切修法的内容。由此发展，便构成由莲花生大师传统的藏密，对于色身（现有的身体）的修持方法，综合起来，便有"修气，修脉，修明点，修拙火（或称为灵热和灵能）"等的成就步骤。同时，对于修心的心法，综合起来，就有"加行瑜伽、专一瑜伽、离戏（戏论）瑜伽、无修无证"等的成就程序。再从色身修法部分，详细剖析气脉，由三脉四轮开始，顶轮概括三十二脉，喉轮概括十六脉，心轮概括八脉，脐轮概括六十四脉等共计有一百二十脉有关生命奥秘的精辟理论，而且认为人体气脉与宇宙的功能，实有直接关联的奥妙。

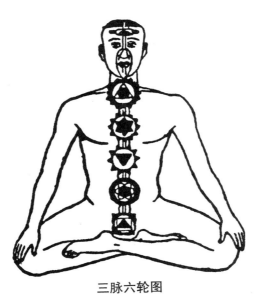

三脉六轮图

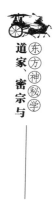

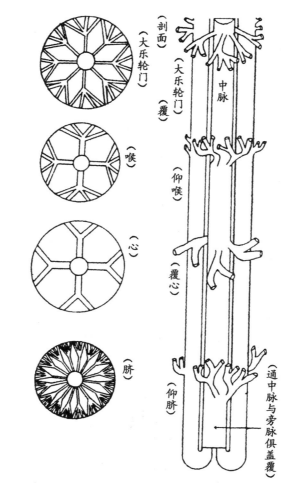

三脉四轮图（此等脉轮空通全身并通中脉旁脉）

（图中文字：剖面、（大乐轮门）、（大乐轮门）、（覆）、中脉、（喉）、（仰喉）、（心）、（覆心）、（脐）、（仰脐）、（通中脉与旁脉俱盖覆））

　　了解了东密与藏密对于人体气脉的观念以后，由此与道家的气脉（奇经八脉）理论互相对照，配合中国固有的医理学——《黄帝内经》、《难经》等学理，再和现代生理解剖学、神经学、内分泌学等相互发明，则不但对于人体生命神秘的研究有更为深入的新发现，同时对于人类医学也必有更为重要的贡献。无奈现代的科学研究，只求科别分工的精细，不管分析以后归纳的综合研究。因此，使通于此者不能通于彼，而互以先入为主的主观成见，深闭固拒，争相攻讦，甚为可惜。可是在欧美研究神秘学者，经过一二百年的辗转传习，已把藏密部分的要义，吸收融会而变为神秘学的内容，却又自行号称来自大西洋或埃及文化的远古渊源。如今逐渐发展，已进入科学中"超心理学"范围，若更求深入的研究，其前途演变，势必大有可观之处，绝非目前闭塞于自然科学者所能推论。

佛学显教与密宗在学理上的异同

此外，在佛学的范围来讲，一般修习显教各宗（当然包括禅宗）的见解，不但认为密宗之学，几乎有等同邪魔外道的嫌疑。甚至，认为学习密宗的人，便是专搞男女关系，或者是不可救药的坏种。而且根据佛学大小乘经典的学理，都认为人们的身体，只是"四大"（地：身体的骨骼等；水：血液涕唾等；火：暖力；风：气。）假合之身，仅为我暂时偶有的所属，并非真的为我之所有。而一切众生，却"妄认四大为自身相，妄认六尘缘影为自心相"，不知"四大"从缘而合，暂有还无，本自性空。而密宗的修法，恰恰与此相反，不但重视人体的气机，并且注重修炼身体，认为它是成佛的妙道。于是一般显教便视之为不经之谈。这种理论形成的观念，严格说来，对于全部佛学中，经、律、论三藏的奥义，并未透彻。而且，对于后期佛学性宗"般若学""中观"的毕竟空，与相宗"唯识学"的胜义有，更未融会贯通，所以便不能汇通学理而造成误解。

其实，密宗的依身起修，认为"五大"（地、水、火、风、空）的自体，就是五方佛的自性，其中最高义理，并无丝毫与显教的经典相违之处。因为属于色法（物理世界的一切种子）的"四大"，它的自体本性，也就是"阿赖耶识"所属的附起功能，心物同源，互相依附而发挥它美丽的光辉。所以先从"四大"起修而了却身业的根本，进而转此心物一元而返还为大圆镜的光明清净。准此学理依据，确是契合佛学最高原理的深密。玄奘大师所著的《八识规矩颂》中，便已指出"阿赖耶识"具有"受熏持种根（人体生理的六根）、身、器（物质世界），去后来先做主公"的作用，充分显示物理世界的一切和人体生理的功能，本来便是一个同体的分歧变化。所谓"四大"本空的理论，只是从心物现象的分析而契合于实际本体的观念，并非完全推翻妙有的缘起而成为断灭论的空观。可惜一般学者，只注重"去后来先做主公"的一句，而忽略了"受熏持种"以及它能生起人类生命的生理（根和身）与物质世界（器世界）等等的作用。而且显教经论所讲的，大多都是着重在形而上本体论的辨正，以彼破除凡夫执著现象为实体的观念。如果依佛学全部的真义而论，这些都是注重于"法身"的修持，而不管"报身"与"变化身"的实证。况且一般的人，又忽略了经论所指出离欲界以后，还必须住于色界方能成就的重点，所谓"卢舍那佛"（报身佛），有必须住于色界而后方能成佛的内义。

但是这种理论，流传夹杂在中国的道家思想中，便一变再变而成为道家神仙丹法的学术。所谓修成大罗金仙以后，可以散而为气，聚而成形的随心所欲。至少亦可修到现在脱胎换骨而白日飞升。近世以来，再由藏密与道家方面，辗转流传，被欧、美的神秘学所吸引，几乎完全抹去了形而上（法身）的性空原理，而只一味追求生理本质的自性功能，特别注重神通与物理关系的实验，并且有突飞猛进，日臻玄妙的趋势。但是停留在十九世纪末期思想阶段的密宗与道家方面，却仍故步自封，闭户称尊而日趋凋零破碎，岂非东方文化的一大劫运，自取没落之道。

第六章　声音的奥妙

有关身密的论辩

　　东密与藏密最大的差别，就是对身密修持方法的不同。东密所传对身密修持的方法，大多都是配合梵文字轮的观想，布满身体内外的各部分，它仍是利用心意识趋向"专一"的定境。藏密对于身密修持的方法，除了一部分仍然保持字轮的观想，配合身体内外各部分的作用以外，它唯一的特点，就是特别注重气脉的修持。这在原始密教所传的经典文献中，几乎是找不出同样的根据，显见它与东密是另一传承。所以东密原始传统尊重龙树或龙猛。藏密的原始传统，却别树一帜，推尊莲花生大师。但因藏密传承，特别注重气脉的关系，它与中国道家的修炼方法，有许多地方非常相似。因此便有人怀疑藏密的修法，实含有道家的成分。甚至，也有人干脆认为藏密之中的有关身密的修法，便是道家丹道方术的变相。并且因藏密的弘开，以及传说莲花生大师入藏传授密教的时期，正当初唐的时代，也便是唐文成公主下嫁藏王松赞干布和蕃之后。而当文成公主入藏的时期，她曾经带去道士及儒生各若干人。于是就以此事作为有力的证据，认为藏密对于身密的修法，实在是与道家的丹法有关。相反的，有人认为道家丹法的修炼方法，实含有佛教密宗的成分。甚至，还有人认为道家大部分的方术，都从印度神秘学派等传进来的。因为在秦、汉以前的道家修炼方法，与汉、魏以后，显然是有区别的。但在秦始皇时代，所谓梵僧——婆罗门，已经有人

23

到过中国。这事在《佛祖历代通载》上，也曾经有过记载，因此特别提出作为证明。

这些有关文化历史考证的事故，确实很难断定，在此只列举双方的论据要点，稍加牵涉而不愿再作深入的探讨。不过，在过去的西藏，的确早有"太极图"的标记，而且喇嘛们运用念佛珠等的占卜方法，大体上，与中国的天干、地支的占卜方术，也实有相同之处。究竟是"老子化胡"，或"迦叶变老子"，我认为与真正修持的经验谈，都不关紧要。关于这些问题，正如清初诗人吴梅村所谓："故留残阙处，付与竖儒争。"所谓"古今多少事，都付笑谈中"而已。

三密之一的"声密"

无论东密或藏密，对于身密做如何的争辩，但密宗之所以成为神秘的特点，它最重要的部分，便是神咒"声密"的秘密。这里所谓的"声密"，就是密宗所称三密之一的"口密"，也便是一般人所谓的"咒语"。

关于神秘的咒语问题，这是人类文化史上非常有趣，而且也很重要的事实。世界上富有历史性的神秘古国，如埃及、印度与中国的文化中，都认为它与原始的语言、文字，几乎是不可分离的文化重心。甚至，还有人认为它的历史重要性，也早在文字语言之前。但因为人类有了实用文字的进步之后，对于音声的研究，除了应用在文字言语的结构以外，便把有关于音声的神秘部分，轻轻松松地归到神秘的迷信里去，而留给巫师们作为巫术的神奇运用了！只有佛教的密宗，还比较有系统地保留了印度神秘的传说，特别形成了密教的中心。但随时代的推进，就此残余仅有的密教，也将随历史文化的变迁，快要成为过去，而只有留待未来的科学去研究了。

重视咒语的神奇早在佛教之先

早在释迦牟尼之前，印度传统文化的重心——婆罗门教，素来便很重视咒语的神秘性。他们也和密教瑜伽士们的信念一样，认为咒语的作用，可以与形而上天神的心灵，直接感应而发生效力。等于修持密法念诵咒语的人，认为咒语便与佛菩萨的电报密码相似，可以呼应通灵，互相感召。因此，念诵咒语，绝对用不着去运用思维，只须深具信念，专心一志去念就好了。上古的印度，不但婆罗门教，佛教如此，其他如瑜伽术以及任何教派，大体上也都相信咒语具有神奇的能力。如果从释迦牟尼所传"显教"的经典而言，他是极力破除迷信，提倡智慧上的正思维。但是积重难返，因此大乘的经典中，有时也利用梵文字母音声的作用，阐扬教义的重点。例如，在中国佛教的显教中，普通最为流行的观世音菩萨所说的《心经》，其末了的一段，便是采用这种方法，利用一般人习惯的观念，强调地宣说般若（智慧）的解脱法门，就是至高无上的咒语。如云：

> 故知般若波罗蜜多，是大神咒，是大明咒，是无上咒，是无上等等咒，能除一切苦，真实不虚。故说般若波罗蜜多咒。即说咒曰：揭谛。揭谛。波罗揭谛。波罗僧揭谛。菩提娑婆诃。

其实，最后的咒语自"揭谛"开始，它的内容，并非是不可明说的密意。只是不加说明，反而更为有效。这如同孔子所说"民可使由之，不可使知之"的道理一样，有时反而更有效果。但是人们的心理总很难说，永远就像一个小孩，愈是不让他知道，愈要迫切地求知。因此也有人强作解人，硬把它的内义很简单地译出说明了。所谓"揭谛"以下的意义，便是包括"自度啊！自度啊！快求自度到彼岸啊！而且要快来救度大众到彼岸啊！快快地觉悟自救吧！"等道理。但由此也可说明了印度文化中重视咒语"声密"的神奇，便早在佛教以先就已存在的有力证明。

人类的知识真已了解音声的神秘吗

密宗既然如此重视音声的神秘，难道音声的本身，真正具有神秘的作用吗？事实上，这是真的。综合东西双方的学问知识，人类的文化虽然有了上下五千年的成就，但对于音声的神秘功能，直到目前为止仍然还没有穷其究竟。古今中外所有的音声之学，也只是为了文字言语上的应用而加以研究，并未真能做到更进一步的探讨。在物理科学上，虽然对声学与光学的研究，已经有了超过前人的成就，但是也只应用在传播人类文化、思想、情感的作用。甚至，最新的科学，正在追求银河系的音波作用，但所研究的目标，也还没有转移到探讨音声与宇宙万有生命关系的神秘功能。可是至少比过去大有进步，在人类的知识范围里，总算已经知道宇宙间还有许多音声的存在，而且用人类的耳朵，绝对是无法听见的事实。例如频率过高与频率太低的音波，人们都无法听到，这已是大家知道的事实。所以老子所说："大音希声"，也很自然地恰合于科学的道理了。但是透过有形音声的作用与功能，在人类的知识范围里，已经有如上述许多的无知，更何况还有无形象可得的心声的神秘呢！

密宗咒语的根据

至于密宗所谓三密之一的"口密"——"声密"，就东密而言，

道家、密宗与

东方神秘学

南怀瑾

它所根据的，是印度上古梵文字母的声母与韵母的组合（印度自古至今，始终流传着几十种文字与语言。梵文，仅是其中之一。而且梵文还有古今音声的不同。就是古代印度的梵文，约到中国唐、宋时代为止，还有东南西北中五印度发音的差别，与字体形声的不同。所以，现在世界各国有许多研究梵文，或者透过印度其他文字而研究梵文，以便了解古印度密宗所传梵文密咒的神秘，以及唐、宋以前传译过来佛学经典的真相。这种想法，我们几乎可以说它是不可思议的自我陶醉）。至于藏密方面，自初唐开始，依梵文而创造了藏文以后，它所传授的咒语，也便以藏文为根据。东密在盛唐开元时期（公元七一三—七四一年）传入中国，直到明代永乐年间（公元一四〇三—一四二四年），才被放逐出国而流传在日本，便有了东密的称呼。但是在日本高野山东密大道场所传出的咒语，大体上都已变成带有日本音的梵语了。所以现在要详实地研究密宗咒语的音韵，实在是一件非常复杂的问题。如同中国流传最久而最普遍的《大悲咒》，便有南方北方音声上的少许差别。至于密宗所观想的梵文，或藏文，同咒语的音声一样，也有古今书写方法的相异之处。

第七章　声音对人体神妙的作用

道家、密宗与

南怀瑾

声音的妙密

密宗所标榜的"口密"，就是修习密宗的人口里所念诵密咒的奥秘，有时又称为"真言"。这是具有信仰的作用，由于尊敬修法的观念而来，认为世界的文字言语，都是虚妄不实、变动不拘的假法，只有佛菩萨等神秘的咒语，才是真实不虚，通于人天之间极为奥秘的至言。是否果真如此，那是一个非常复杂的问题，留待将来神秘科学去研究探讨。现在要讲的，便是音声对有关人体妙密的问题。

音声在物理世界中的作用，到目前为止，除了自然科学已经了解声学的原理和应用以外，至于宇宙间的生命与音声的关系，以及植物和矿物等有无音波辐射和反应等问题，都还是尚未发掘的领域。音声对于人类和其他动物的作用，早已被世人所知。但人类对于音声的学识，耳熟能详的，还只知其能沟通人与人之间，人与动物之间的思想、情感等。至于利用音声促使人与动物等的生命，得以启发生机，或者感受死亡的秘密等，在目前的科学知识范围里，还是一片空白，尚须有待新的研究和努力。

如果从密宗念诵咒语的修习方法来讲，它是利用一种特别的音符，震动身体内部的气脉，使它发出生命的潜能，变为超越惯有现象界中的作用，而进入神妙的领域，乃至可以启发神通与高度的智慧等。所以在东密的三部密法中，如金刚部、胎藏部、莲花部，便各有不同的咒语，使修习者为不同之目的而达到不同的效果。如果从这一观点的立场来说，密宗咒语的音声秘密的最大重心是音声与人体气脉的关系，纯粹是一种超越宇宙中物理的神秘作用。一方面可以摆脱对另一超人信仰的神秘观念，而完全从理性中去寻求真义，但另一方面也可以透过纯理智的了解，而毕竟归向于坚定的恭敬信仰。

据密宗的说法与显教经论的教义来说，咒语的秘密只有八地以上的菩萨可以了解，而证到八地以上的菩萨，也能自说咒语。在中国佛教的禅宗里，就有普庵印肃禅师，曾经自说一种咒言传给后人。因此，一般习惯叫它为"普庵咒"。这个咒语的本身非常单调而复杂，但念诵起来却很灵验。所谓单调，它是许多单音的组合，犹如虫鸣鸟叫，或如密雨淋淋，但闻一片淅沥哗啦之声，洋洋洒洒。所谓复杂，它把这许多单音参差组合，构成一个自然的旋律，犹如天籁与地籁的悠扬肃穆，听了使人自然进入清净空灵的境界。由此可知，真正的悟道证道者，能够了解密咒的作用，并自能宣说密咒的说法，并非是子虚乌有的事。

三字根本咒与人体气机的关系

东密与藏密所念诵咒语的原始根据，都是从印度中古时期的梵文发音而来。据玄奘大师留学印度时代的考察，梵文有南印度与北印度等不同的差别，《大唐西域记》卷二曰："详其文字，梵天所制。原始垂则，四十七言也。……因地随人，微有改变。语其大较，未异本源。而中印度特为详正，辞调和雅，与天同音。"梵文书体右行，为古今印度文字之本源。南北发展各异，行于北者多方形，行于南者多圆形。但唵（读如嗡音）、啊（读如阿音）、吽（读如哄音）三个字，却是梵文声母的总纲。因此只用此三个字的发音，组合成为一个咒语，便是普贤如来的三字根本咒了。普贤如来，是意译的妙密，也有意译为普现的。普贤就是普遍而贤善地充满一切处所，无时无处而不存在的意思。

唵字，也就是宇宙原始生命能量的根本音。它含有无穷、无尽的功能。在人体而言，它是头顶内部的音声。和人们掩盖耳朵时，自己所听到心脏与血脉流动的声音相近。所以凡念诵唵字部发音的咒语，必须要懂得它发音机括的妙用。最低效果，它可以使头脑清醒、精神振发。如是伤风感冒，连续不断地念此字音，可以使头部发汗，得到不药而愈的效果。

阿字，是宇宙开辟，万有生命生发的根本音。它具有无量、无际的功能。同时，阿字是开口音，是世界一切生命，开始散发的音声。例如中国佛教净土宗的念诵"阿弥陀佛"，便是属于密宗阿部的开口音。也可以说，它是莲花部基本的声密。如果能够懂得运用阿部音的妙用，就可以打开身体内脏的脉结，同时可以清理腑脏之间的各种宿疾。真能了解而合法修习，久而久之，自然可以体会到内脏气脉震动的效果。

吽字，是万有生命潜藏生发的根本音。也可以说，唵字，是形而上天部的音声；吽字，是物理世间的地部的音声；阿字，是人部的音声，是人与动物生命之间的开口音。在人体而言，吽字是丹田的音声。如果懂得以吽部音来念诵，可以震开脉结，启永发新的生机。最低限度，也可以达到健康长寿的效果。例如东密藏密共同所传的观世音菩萨的六字大明咒："唵、嘛、呢、叭、咪、吽。"它便概括了唵字与吽字的咒身，至于其中"嘛、呢、叭、咪"四字之音，都是阿部音的变化妙用。

总之，有关密宗咒语与音声的神秘作用，以及咒语的音声与人体的奥秘关系，的确不是片言可尽其妙。而且以上所说念诵方法的

道家、密宗与东方神秘学

南怀瑾

巧妙，也无法以我笨拙的文字表达它的究竟。一切均需自己潜心钻研，同时求乞名师经验的教导，以身体力行加以求证的结果，或者可以了解它的奥妙于万一。

除此以外，中国的文字语言，在魏、晋以后，有了"切音"（拼音）方法的出现，实亦是当时从西域过来的和尚们，为了翻译之便，根据梵文拼切的作用而创造了"反切"拼音的方法。演变到现在，有了汉语拼音，它的源流渊源，实亦由此而来。有关密宗的"声密"，暂时到此为止，以下应当转入"意密"的研究了。

第八章　意密与佛学理论之依据

　　意密，是东密与藏密身、口、意"三密"之一，同时也是密宗"三密"中最主要的一环。因为身体的内密与音声的妙密，都凭借意念（意识）而发挥作用。在佛学显教的经论中，无论大小乘任何宗派的修法，都以清静其意，空了意念（意识）的妄想为主旨。唯有密宗的修持方法，独以运用"意念"的观想，作为"即身成佛"的方法，它的确与各个宗派与大小乘的理论，迥然不同，此中奥妙也当然自有它密意的存在，实在需要深入寻探。

　　人类之所以自称为万物之灵的主要原因，就是人类具有思想和情感的关系。人与动物的分野，也由此而别。情多想少，智力便低。情少想多，智力就高。思想愈高者，由于智力的升华而进入超人境界。情欲浓重者，由于智力的减退而堕落到动物的意识状态。思想和情欲，虽然话分两头，作用也不一样，但是它都凭借"意识"的功能，而发挥它的应用与效果。无论在大小乘佛学的范围，或是通俗世间的一切学识，对于知觉和感觉的关系，叫它是"心"、是"性"，或认为它是"心理"的作用等等，如果把它归纳起来，也可以强调地说，都是"意识"作用同质的异名而已。

　　在人类的文化中，不论东方或西方，许多宗教和哲学，只要重视实际的修炼方法，都是依靠人类天赋本能的"意识"思想去做功夫，这是一致不易的原则，也是东西共通的事实。即如佛教大小乘各宗的修法，虽以达到"有余涅槃"或"无余涅槃"为目的，但都是以"自净其意，是诸佛教"作为守则，这是毫无疑问的。小乘道果的"偏空"，和大乘佛果的其空亦空而至于"毕竟空"的原理，其所谓"空"的境界，基本上也就是利用自己心意识的作用而使意识升华，犹如以楔子锲入无比空灵的领域，不依身、不依物，而住于不同凡俗的境界，然后勉强说明它的状况，叫它是"空"而已。因此，可知大小乘佛学和佛法所谓的"空"，也只是抽象地指出另一现象的不同观念。如果从密宗和唯识学的理论来说，无论是有境界的"空"（有余依的空），或是境界亦无的"空"（无余依的空），它都是一个真实不虚的大"有"。所谓"空"，只是意识达到平静的现象。所谓"不空"，便是意识平静的实体本来如是而已。

意密与唯识

其次，大小乘佛学最大最高的课题，便是对于形而上本际的究竟，是"空"是"有"的认识，并不如一般哲学所探讨本际是"心"是"物"的争论。自释迦灭度以后，由印度佛学的"结集"开始，以至小乘佛学发生分宗分派之争，后期佛学转入大小乘之争以后，曼衍流变，便有"般若"的"毕竟空"与"唯识"的"胜义有"之辩。由此传入中国的西藏之后，仍然还有"般若"的"空观"，与"唯识"的"胜义有"孰先孰后之争的存在。其中关于中国佛学的科判佛说经典的先后次序，姑且不论。例如有关密宗修法与佛学理论的依据来讲，无论东密与藏密，大体上都认为"唯识"的"胜义有"，才是释迦最后所出的究竟定论。换言之，佛说"般若"的"空观"，还只是一时之方便。由"真空"而再证"妙有"，才是最后的究竟。至于空非真空，有非实有，即空即有与非空非有等，双边对等互破而建立"中观"的理论，那都是净化对本际知见的理念问题，在此也暂且不谈。但因此可知密宗修法的理论依据，实以唯识学的体系作为基础，和达摩禅有同出而异名，目标一致而方法运用各别的微妙关系。

总之，大小乘的佛学，大体上，都以净化意念（意识）入手，最后达到无得无依为依归。因此必须空了心念，舍妄归真。而密宗的知见，依据"唯识"的"识变"理论，认为"空"与"有"的境界，也都是"唯识"的净与污的变化现象，而此心、意、识的究竟体相，"有"即是"幻"，"空"亦非"真"，而且即此意念，也便是心识的本体实际的妙密功能，所以只要直接去"转识成智"，便可"超凡入圣"，甚至便可"即身成佛"了。老实说，不但密宗理论的基本依据是如此，即如中国佛教所创立的净土宗之基本依据，也并不外乎此例。

有关心意识修法的粗浅说明

如果我们推开佛学的理论，但从现在通常易懂的方法来说明，首先便须了解我们这个现有的心、意、识的状况，也可以说先要明了这个"心波"的现状。便如一、二两图的表示。图一显示通常人心意识活动的状态。图二则为修习佛法人观察心意识波动的状态（A 虚线表示"心体"，B 波线表示"意念"，C 波线中间的凹点表示"意静心空"）。

了解了这两图以后，便可知中国佛学，综合大小乘与显教、密教的理论，认为"全波是水"、"全水即波"的简要原理了。由此原理的推衍，便可知道密宗运用意念（意识）作观想的修法，与禅定"心一境性"修法的原则，以及般若空观的作用，完全不二。显教是以"波平境净"为教理的究竟；密宗是以"净化心波"为教理的极果。如果独以"波平境净"为究竟，偏之毫厘，便成一潭死水，再不能繁兴大用，而建立升华生生不已的功用。如果只认为"净

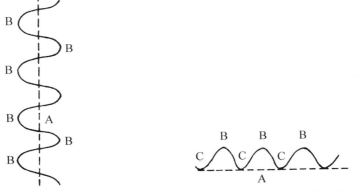

图一　通常人心意识活动的状态　图二　修习佛法人观察心意识波动的状态

化心波"，无妨起用为究竟，倘有丝毫偏差，习染于有，也会至于
"动则易乱"之迷。因此藏密修法的系统，便有不同于东密之处，
以"生起次第"与"圆满次第"作为密法的旨归。"生起次第"，以
净化意念而繁兴幻有的大用。"圆满次第"，以止息心波为归真返璞
的究竟。其实，这与天台的三种止观，"空、假、中"的修法次序，
也只是名异实同，理论的着眼点与修法入手的起点略有差别而已。
归根究底，毕竟无异也。

第九章　意识的神秘之研究

再论"意密"

"意密"，这是密宗的特有名称，无论"东密"或"藏密"，都是它列为三密之一的主要因素。这个名称的内涵，究竟是指人们的意念具有无上的神秘力量呢？还是说密宗利用意识作观想的修法，具有另外秘密的道理呢？倘使从一般修学密宗的习惯来说，提到意密，自然就会生起神秘恭敬的心理，不敢去碰它，也不敢去多想它。认为依照上师们的传法去作"观想"，就是"意密"的道理。至于意念的本质，是否具有神秘的功能？或者另有密意而叫它作"意密"？那都不去管它，只自根据密宗传统的习惯，而不敢多事研究。现在为了介绍密宗和西方神秘学的微妙关系，同时也因时代文化的观念不同，必须要剖析"意密"真正的内涵意义，因而改头换面，从一般世俗知识对于"意念"的认识说起，进而探索密宗的佛学内涵。这样不但容易了解"意密"的道理，而且对修学密宗的人，可能也有切实的帮助。

与现代心理学有密切关系的意识

意识、意念、意想、思想、思维、灵感、心灵、第六感等等的名称，在现代科学观念的分类方法上，和确定名词内涵的逻辑（Logic）观念上，应该各有各的定义，各有各的所属范围。如果从普通一般心理学的立场来说，所有这些名词，统而言之，都是心理作用的不同观念，同为心理上主要作用的一种功能而已。我们都知道从现代的机械心理学，和唯物思想——物质和物理的实验结果的生理学与医学来讲，由身体感官对外界事物所反应的知觉和思维作用，便叫做意识。但从现代机械心理学的观点来说，这种心理所产生的意识状态，都由机械式的反应习惯所构成，如果离开生理感觉上的反应作用以外，就没有一个超越生理、超越特质作用的意识和精神。就以精神这个名词本身来讲，它也只是生理机能的抽象名称而已，同神经和内分泌（Endocrine）等等的总和，而另命名它是"精神"。这便是现代科学对于意识的认识和定义，包括心理学、生理学、医学、精神学等等的综合观念，可以说也都是偏向于唯物思想的路线的。也许明天科学的发现又有进步而不止于此，那又另当别论了。由于这些理论观念作基础，反观有关宗教和神秘学的信念，都可以说是精神变态，或心理变态，自然而然就不受重视了。甚至，认为哲学上的唯心思想，也只是心理作用上一种不同的观念而已，并无真实的证据可言。直到现在，举世滔滔，一般的科学立场，无论是人文科学或自然科学，大体上都是倾向于这种思想和理论的。只有笃信宗教和神秘学的人，才墨守成规，一成不变地固守一隅。

此外，正在世界科学暗潮中新兴的一门学科——灵魂学，它的基本信念，绝对是超越唯物思想的。可是灵魂存在的理论和信念，也正想利用许多科学的方法来求证明，并未完全确定。而且灵魂的存在，它与意识究竟有什么关系？目前，一般研究灵魂学者，还没有注意及此。因此灵魂学的研究，在现代的科学观念中，它同神秘学一样还都是科学的外围科学，并没有被纯粹的科学研究所接受。

我们现在既由意密的开端而牵涉到现代心理学等的认识，就必须把密宗所依据的佛学心理学的基本概念，首先作一番介绍。无论东密与藏密，它的基本学理依据，就是印度后期佛学的唯识学。所以过去在西藏修学密宗的严格规定，必须先要花十多年的时间，研究精通了大小乘全部佛学以后，才能正式修习密法。

有人认为佛教的唯识学才是真正的佛学心理学，这个观念实在不敢苟同。因为唯识学虽然是从心理的体验开始入手，但它的终极理论，却是透过人们的心理现状而笼罩身心一体，进入心物一元的形而上的本体论。它与发展到现代为止的心理学，大有相互径庭之处，绝对不可以混为一谈。从唯识学的观点来说，现代的心理学仅能了解"第六意识"的正反两面作用，至于作为人我生命中枢的"第七识"，以及能为宇宙万有自主的"第八识"，也就是精神世界和物质世界根据的"阿赖耶识"，绝非现代心理学所能认识了解的。

建立在唯识学上的意密

唯识学所谓的识，依一般传统观念的解释，它是具有"识别"的作用。其实，这也只是从名词上所作的注解。如果真实了解全部唯识学的道理，它之所以称谓"识"者，是有别于一般"唯心"的笼统观念。因为它的基本功能，便自具备有造作"意识"的分别作用；同时又具备与物质感应的触觉，而构成心理状态的感受，以及生起粗浅浮动的思想作用，和静止清寂的思维等功能。

因此，它指出一般所谓的生理感官如眼睛、耳朵、鼻子、口舌以及整个的身体，都各自具有各别对外界反应接触的识别作用，而以"前五识"称之。也可以说，在生理感官的本身上，还没有与"第六意识"配合而生起作用时，这种"前五识"的本身，它本自具有反应事物的鉴觉功能。它是造作"意识"分别的先驱，同时也自具有感受的连带功能。例如一个人碰到特别的遭遇，心理有所专注时，虽然他的眼睛面对事物，耳朵听到周围的声音，但却不会像平时一样，由于声色的反应而立刻引发心理"意识"的思维分别作用。虽然当时他对现实在前的声色，是有反应感受的，但是因为心不在焉，所以没有像平时一样，立刻和"意识"作用配合起来，而对境思维分别，引起情绪上的种种变化。因此，也可了解当一个人在刚刚死亡的刹那间，其时"意识"的作用丧失，而将生理官能某一部分另加移植，仍然会有延续复活的生命功能，便是这个原因。

"前五识"是"第六意识"的先驱，譬如用兵，"意识"是全权的指挥官，"前五识"犹如各个不同兵种的前哨。"第六意识"主要的任务是前通于"前五识"，后接于"第七识"、"第八识"。一切思维分别和情绪等等的作用，都受它的支配左右。它也相当于现代公司组织的总经理，上面接受董事会（第八识）和常务董事（第七识）的决策，下面指导督促"前五识"达成各种业务。一个婴儿的入胎之初，和生下来成为婴儿的时候，"第六意识"的功能虽然存在，但并未成长而发生作用。到了成童以后，"意识"受"前五识"的影响逐渐形成，而且愈老愈形坚固，便构成为固定心理形态的一种力量——"业力"。

"第六意识"在清醒的时候，它便代行"第八识"、"第七识"的权能而起思维分别等等的作用。如果进入睡梦的时候，它就发起"意识"反面的潜在功能，不需"前五识"的现场工作，只凭借"前五识"原本收集的资料，就可生起"独立"的潜在作用。因此，唯识学把"第六意识"的这种潜在功能，命名为"独影意识"，又叫做"独头意识"。这种"独影意识"的作用，可以脱离"前五识"而单独活动。它活动的最显著的范围，归纳起来有三种情况：（一）作梦时；（二）神经病、精神病，乃至因其他的病症而进入昏迷的情况时；（三）禅定中某种境界时。所以从唯识学的立场来看，现代心理学所了解的"潜意识"，又名"下意识"，以及"第六感"

等，仅是知道了"独影意识"的作用。

但是"第六意识"，它还不是真正的主人，它只是活人的一个账房总管而已。它的后台老板，便是"第七识"。在唯识学上的译名，叫作"末那识"。这个名词包括了很多意义，在此暂时不多作解释，普通一般人叫它作"我执"，或"具生我执"，也并无太不妥当之处。它是"第六意识"之根，也可以说便是真正"意识"的泉源。例如一个人天生的个性（秉赋的特性），以及与生命俱来而莫名其妙的习惯、思想、天才等，就是它的作用。它既不是纯粹"心理"的，也不是纯粹"生理"的，它与生来的身心本质，有密切的关系。因此可知当某一个在清醒的时候，在"意识"理智上，明知道自己的"个性"太坏或不好，要想立刻改变自己，却往往不可能而失败。这个作为"意识"之根的"第七识"，便是人之所以为"我"，也是"我"的真正的"意"根，佛学所谓生命的"业力"，也便是由它而呈现其显著的作用。

但是，"第七识"还是连根的分支，譬如一丛蔓草，它只是原始丛中连根分支的一脉而已。它的真正的主人翁，就是"第八识"，唯识学称它为"阿赖耶识"，这个名词的意义也很多，暂时不去详讲。总之，它是心物一元，宇宙万有同根的一本。它是精神世界与物理世界混合的同一渊源。宇宙万有由此而出生，也还灭而归化于它。它是一个"生生不已"、"生灭不停"无止尽的仓库。

第十章　从世俗到出世
——谈意密与观想

　　大体了解了唯识学上对于"意识"的认识和作用以后，进一步，便须讨论"意识"的本身，它究竟是实际存在的，或是虚幻不实的呢？它是否具有神秘的功能？它与灵魂的作用有何关系？

　　根据现代一般学识的观念——包括心理学等的知识，所谓"意识"只是人们活着有生命存在时的主要作用。在特别心理学的范围，有时提到"灵感"、"第六感"等的名词。严格说，那也都是"意识"的一种特别功能而已。人死以后，"意识"涣散，是否"意识"转为"灵魂"，那是灵魂学的问题，从现代心理学的立场来说，根本是两回事，毫不相关。而且灵魂学还正在萌芽阶段，尚未在学术界占一正式的席位。"意识"在活人的生命中，是思想、感觉、知觉的泉源，也是人们感觉我的存在之根本。所谓"我思则我存"便是认定意识的思维作用，就是人我生命的主要中心。至少，在现实的生活中，一般都认为它是实际的存在。

　　但从大小乘佛学的基本观点来说：大致都认为"意识"，只是虚幻不实的妄想思维所形成；它如平静无波的水面上偶然起灭的浪花，根本上并无什么实质的存在，也没有什么实体可得。因此，所有大小乘佛学修证的方法，大致都以破除妄想，空了"意识"为究竟。所以如果借着执行虚幻不实的意念来修习佛法，大体都认为是不对的。

41

但是密宗修法中的"意密"，主要是运用"意识"来作"观想"。要从"本无"而构成"现有"的观想境界，这是全凭"意念"的功能。如果依照显教大小乘的理论，简直有离经叛教的嫌疑。因为一般学习显教的人，不明白密宗学理的根据，不了解"空""有"双融和唯识学的真义，当然便误会密宗是近于魔道或外道的修法。殊不知印度后期的佛学，以及西藏密教的学理，早在一千多年前，便有性宗的"毕竟空"和相宗的"胜义有"之论辩，也正是关于佛法修证方法的辨正。

　　唯识学将"心"的作用和功能，分作八个部门来解释，虽然说"识"的作用，只是虚幻不实的分别妄想，但是追究八个识的本身根源，却都是超现实的存在。所谓"胜义有"，也便是这种意思。"意识"是八识的中坚分子，当然更不例外。只要把分别妄想的作用，扭转返还于原始静态的如如不动的功能，这便是"转识成智"修证成佛的基本效果了。

生圆二次与观想成就

　　了解了以上所说一般世俗的学理和大小乘佛学的简要理论之后，推开这些不谈，但从"三界唯心"、"一切唯识"和意念的现存作用谈起，便可知道密宗三密的"意密"，它确是具有很深奥的秘密内义。同时也可由此而了解西方神秘学的路线，正与此相通。显教所包括一般大小乘佛学的空相，大体上都是注重把"意识"所生起的妄想幻灭以后，遗留下的那段状如无物无思的空灵境界，而自认为如此即是"空"相。殊不知这个空灵无物无思的情况，正是平静"意识"的一个基本境界。换言之，自己了知即此一念的平静无波，这便是"意识"真正的"现量"境界。自己认为这就是"空"，其实，此"空"也正是一种"幻有"的现象，也只是"意识"幻

南怀瑾

现的空灵感觉而已。除此以外，又何尝真有超越"现量"以外的"空"相可得呢？如果坚执这种空灵的境界就是究竟，而尽力保持修证，充其量，也只是小乘偏空的果位，并非真正的究竟解脱。

因此可知密宗的修法（包括东密和藏密），便是直接运用"转识成智"的原理，引发"意识"潜藏的无比功能，转变世俗的习染而更换为超然物外的境界。初由"意识"的一念专精而作"观想"开始，再渐渐地转变固有的习气，构成自我超越现实的精神世界，中国佛法的宗派中，由晋代慧远法师所创立的"净土"修法，也便是同此原理。但是藏密自中唐以后，又更进一步，把密宗观想成就的方法，划分为两部分，初由"观想"成就开始，作为密宗修法的"生起次第"。再由"观想"成就而返还于"性空自在"，才是密宗修法的"圆满次第"。后来藏密不同于东密的最大特点之一，便是把每一个修法，都区分为"生起次第"和"圆满次第"。因此而使"空""有"双融，贯通了"胜义有"与"毕竟空"，而成为"中道观"的"不二法门"。这也可说是密宗由印度传到西藏以后，在修证方法和佛学理论上的一大进步，决非东密的同一路线。

观想成就的测验

但无论修习东密或藏密的人，能否真正在一念之间，便自作到"观想"的成就呢？那就是大问题了。东密的修法，说"观想"只是"观想"而已。关于"观想"的时效，并无严格的说明，不像有些藏密修法，谨严的规定，要在一念之间便须完全"观想"得起来。

例如黄教修法之一的"十三尊大威德金刚"仪轨，要学者在一念之间，便"观想"成就为九个头、十八只手、三十六只足。每头又有三眼，两角和项、臂、腕等所带的钏、镯及璎珞，乃至足下所蹴踏的毒蛇、猛兽、人、鬼、罗刹等等，不一而足。因此，有些人虽然学习密宗修法多年，甚至，修了一辈子，也没有"观想"完全，哪里还谈得到只在一念之间，便能完成"观想"成就呢？这便是学者的不明学理，不通禅定"止""观"的真实境界，所以往往徒劳无功，反而陷于矛盾，甚至落入神秘的魔障，变成类似神经病和精神病态，或者可说是宗教性变态心理病的症状，实在深可叹息。

又例如白教修法之一的"亥母"之仪轨，倘使根据严谨的传授法则，也必须在一念之间，便"观想"自己转成为"亥母"之身，三脉（中蓝、左红、右白）四轮（或七轮），以及各个轮位之间连带的气脉；如顶轮三十二脉的向下盖垂，喉轮十六脉的向上承张，心轮八脉的垂苏下向，脐轮六十四脉的自下承上，必须一一分明，色相明白。同时海底与脐轮的"拙火"灵能，亦须同时燃起，配合意念和气脉，用到"心气"合一的境界。如此这般，又有多少学者真能在一念之间，"观想"成就而得如愿以偿呢？当然，如果修学密宗的修法，在一念之间的"观想"成就还不能做到，那就根本谈不到有"生起次第"的成就了。换言之，对于这种"生起次第"的效验不能出现，当然是由于不能做到真正"止观双运"的初步基础。譬如读书，不能做到"过目不忘"，或"博闻强记"，不是脑力不够，缺乏记忆力的训练，便是心思散乱，意志不能集中的关系。此外，又如一般学习道家的"符箓"，以及神秘学的基本修法，也是同这样的初步原则一样，如果不能做到意念绝对专一的境界，那也只是一种魔术的游戏而已，绝对不能体验到"心""意""识"确是具有无限的神秘功能，和它实存"现量"的"意密"的"密意"了。

第二部

道家《易经》与中医医理

第一章

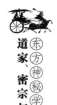

　　关于中国道家易学与医理的研究，是中国文化之宝藏，我早已希望集合中医西医及科学界等合并研究，一方面是将中国固有的、伟大的应用哲学加以阐扬，另一方面也是对人类的一种贡献。

易学与中国医理

　　究竟《易经》的道理与中国医理有多大关系？这是一个很奇妙的问题，要说起来，医理与易学是没有太大的直接关系。

　　诸位一定会说，既无什么太大的关系，还研究什么呢？这就要说到道家了。

　　在秦汉以前，春秋战国时代，道家有所谓"方士"之流，他们讲求修道炼丹。这些丹道派思想的发展，是由《易经》的原理演绎出来的，也就是说，他们的思想是与《易经》配合的。

　　到了汉代以后，中医的哲学思想，也经过演变，外加道家的影响，而使得医理以《易经》的道理来诠释了。也就是说，透过间接的关系，中国医理哲学思想，却建立在《易经》的基础上了。

　　中国文化的特色是偏重于抽象，偏向于玄妙，这正是智慧之学，但也在学习研究及了解方面，增加了许多的困难。

　　中国五千年的医学历史，许多学派发展下来愈来愈为神奇，似乎是走入纯哲学的范围，但其实际应用的价值，却很令人怀疑。

　　所以，我们可以说，易学与医理之间，只是形而上的哲理的关系，至于形而下的法则方面的运用，却是大有问题的。

道家与中国医理

如果要问什么与中国医理关系最密切的话，道家方术思想对医理影响的重大，是远远超过易学的。

谈到这个问题，我们又不能不承认中国上古文化的特殊气质与雄伟气魄了。

上古中国文化的特点是：敢于假想，敢于追求。

道家认为所谓"人"这个生命，是可以经过修炼，使肉体的人身长生不死，而达到神仙的境界："与天地同休，与日月同寿。"

试看，这种想法是多么的雄壮，有多么大的气魄与胸襟。不论人类是否真正可以达到与日月同寿的目的，仅仅是这种假想，已够得上伟大了，除了中国人，世界上又有哪一个种族敢作此想呢？

是的，西方文化宗教中提到了"永生"，但那仍是精神的、死后的事，与道家的假想是不可同日而语的。

道家的这种想法，正是像他们自己所说的："宇宙在手，万化由心。"

事实上，道家并不只是想，并不只是敢于说说而已，他们真正致力于方法的寻求，真要征服人类的躯体，真要控制人类的生命，在他们努力的过程中，所得到的成就，与中国医理关系至为深切。

汉 易

提起《易经》来，很多人称其为群经之首，称其为经中之经，称其为哲学中之哲学。

这话实在具有相当的道理，在所有的经典之中，似乎《易经》是包括了一切，《易经》就是智慧的结晶。

在中国五千年文化历史中，关于《易经》方面，可以分为两个阶段。

第一个阶段是汉易，第二个阶段是宋易。

简单地讲，易学包含了理、象、数三种学问。

理——是以哲学的方式，解释宇宙间的万事万理。

象——是以理论科学方式，解释宇宙间事物的现象。

数——每一个现象都有数在其中，也是属于科学的。

汉易偏重象及数，是属于科学性的，也是与道家关联最深切的，所以也有称汉易为道易的。

而宋易所讲求的是理，属于儒易，与道家关系较浅（邵康节则走的汉易道家路线）。所以与中医原始有关的也就是汉易了。

卦是什么

提到《易经》，大家都会想到伏羲画八卦，究竟什么是卦呢？

卦者，挂也。是一种现象挂在我们的眼前，故而称其为卦。

《易经》所说的卦，是宇宙间的现象，是我们肉眼可以看见的现象，宇宙间共有八个基本的大现象，而宇宙间的万有、万事、万物，皆依这八个现象而变化，这就是八卦法则的起源。

能够观察到宇宙的现象，将之归纳成八大类，画成八卦，这岂非是超人的智慧？所以八卦是智慧之学，我们看到京戏中孔明出场，身穿阴阳八卦袍，就是说明高度的智慧，是以八卦为代表的。

画卦与爻

卦即是宇宙间的现象，欲把这个形象记录下来就要画，所以卦是画出来的，不是写出来的。

卦是抽象的代表，也可以说是图案的符号，八卦也就是一种逻辑符号。

卦的组成为"爻"。

什么叫做"爻"呢？一直线为一爻，称为"阳爻"，一直线中间隔断也为一爻，称为"阴爻"。

卦就是由"阴爻"、"阳爻"所组成的。

我们再看"爻"字，是由两个斜的十字所构成。

照地球物理的解说，地球磁场与经度及纬度呈斜交，这两个斜交也就代表宇宙间的一种形态，万物皆系交错而成。

而这两个交错，恰成为两个十字架，爻字也正是两个十字架的代表。

我们的祖先伏羲氏，是否真的这样画卦，可能还是疑问，但中国文字的起源，却是由象形而始，也就是说由画现象开始的，好像画卦一样。

如何画卦

写字多半是由上而下的，可是画卦却是由下而上的，也就是画卦是由内向外一爻一爻地画。这是画卦的一个基本常识。

虽然可以从上而下，从外而内地画卦，但是最初画卦的方法，是由内而外，是由下而上，这是有其重要道理在的。

我们生活在地球上，地球生命的功能，是由地球中心向外散发所产生的。

以一个人为单位来说，个人的行为能力，也是由内而外的。

这是《易经》的基本思想，也就是画卦由内而外，由下而上的原因。

下图是伏羲所画的先天八卦方位图，可是这个八卦图，在唐以前未见流传，是在唐宋以后才出现的。是否是伏羲氏所画，我们不作考据，在此不加讨论，现在让我们看看先天八卦所表现的意义。

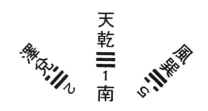

伏羲先天八卦

乾卦——代表天体。

坤卦——代表大地。

离卦——卦象是圆中一点，代表太阳。

坎卦——上下外围都是阴，

　　　　中间一画阳爻象征光明，代表月亮。

巽卦——正面下面破碎，代表风。

震卦——下面阳，上面破碎，

　　　　代表了震动，为雷。

艮卦——地上有突出的高山，代表了山。

兑卦——上面的缺口，表示了湖泽、海洋。

大家看了这些阴爻阳爻，也许难以了解为什么会代表了日月天地、山泽风雷。但是我们要知道，最初所画的这些卦，并不是像今天所画的这样直，这样整齐，原始的画法，阴爻可能只是两点而已，所谓阳爻，不过是一块整的而已。它的形状也不一定是整齐的，而且卦是立体的。

所以，离卦的形状，只是一个圆圈，中间一个黑点，用来表示太阳。其他各卦，也是如此演变的。

八卦所代表的现象

看了先天八卦，我们清楚地了解到八卦已经将全部宇宙的现象画下来了。

这宇宙间的八种现象，就是天、地、日、月、风、雷、山、泽。

请问，除了这八种现象构成了宇宙自然界外，另外还会有什么东西呢？八卦的归纳真是太伟大了。

孔子在《易经》的《说卦传》上说：

"天地定位"，从任何方向望去，都是天。

"雷风相薄"，大气摩擦发为雷电，雷电的震荡成为气流。

"山泽通气"，这个道理与针灸的应用，是完全相同的，此点留在后面再说。

"水火不相射"，火多则水干，水多则火熄，极难达到均衡。

至于八卦所代表的人体部位如下，这是丹道派的观念：

乾——头部　　　　　1

坤——腹部　　　　　8

离——眼睛　　　　　3

坎——耳朵　　　　　6

震——丹田（生命能）　4

巽——鼻子　　　　　5

艮——背部　　　　　7

兑——口部　　　　　2

八卦"数"的问题

我们看到八卦上的数字（见五十页图），真觉得有趣，一二三四是向左旋转，五六七八是向右旋转。

这是《易经》的基本原理："天道左旋，地道右旋。"

我们再看这些数字，对面相加皆成为九，所以先天八卦中虽然没有九，但九实在存在于其中，称为九在其中矣！

西洋的微积分，据说深受易理的启示而发明的。

但是《易经》"数"的观念，却认为天地间只有一个数，那就是"一"，这是《易经》的数理观念，这个所谓数理，也并不一定是今天数学上的意义，大家不可混为一谈。

这个"一"，如果加一则等于二，再加一则等于三，最高为九，再加一则又回到了一。

这个思想方法是归纳的逻辑，与西方分析的逻辑，是完全不同的。

在这些数字中，一三五七九，至九为最高数，九代表至阳，阳能至九之数为顶点。二四六八十为阴数，六在中间，代表至阴。

先天八卦方位、气候与医疗

兑为泽，它在八卦上的方位为东南，可以说东南多水，以现在来说，台湾正处于先天八卦兑卦的位置上，正好在海洋的地方。

巽卦为西南，巽为风，那么西南是多风的区域。云南下关的风最大，卡车经过的时候，可以关了油门，任风吹驰而行，其风大可想而知。有人说：此之所谓巽为风也。

各地因气候不同，地理环境有异，造成医疗方面的偏差。比如说，北方多温病，因此《伤寒论》只能适用于南方了；台湾是海洋

道家、密宗与东方神秘学

南怀瑾

亚热带的气候，用药的方法与大陆上完全不同。所以，如果将一样的药，一样的方法，应用到世界各地，忽略了气候的因素，那是绝对不正确的。

谈到这里，我想起了二十年前的一桩事，一个朋友害了一身黄肿的病，由另一个中医朋友治疗，在他所开的药方中，使用了麻黄六钱，当时我大吃一惊，因为在大陆上用麻黄非常慎重，绝对不敢用这样多的。这个病友吃了一两剂药未见效，这位中医朋友又增加麻黄为一两。那时我实在忍不住要问他了，他解释说，台湾药品质欠佳，成分有问题，再加上气候的因素，一两等于大陆上的两钱而已，岂知照他的处方服用后不久，病就好了，由此证明，中医最重视的是气候。

道家观念中的人类

我们前面说过，八卦代表宇宙间八大现象，大家一定会怀疑，我们这万物之灵的人类，怎么没有包括在内啊！

关于这一点，道家的观念最为有趣，他们认为地球是一个有生命的东西，而我们人类，只不过是地球上的寄生虫而已。

说寄生虫还好听一点，实际上，道家称人类为"倮虫"，也就是裸体之虫，生下来赤裸裸的裸虫而已。

我们能说道家的比喻胡闹吗？试看看地球上的人口问题吧！人口在不断地增加，依照道家的推论，人口仍要增加，说像苹果里面生了虫一样，一旦生了虫，必定愈生愈多，直到完全把苹果蚀坏吃光为止，那时虫也完了。

地球上自从不幸生长了倮虫——人类，他们就不断发展所谓科学。挖矿、海底钻油，物质文明越来越发达，破坏性越来越高，直到我们这些倮虫把地球毁灭为止。

道家对宇宙万象的研究

太空人登陆月球的时候，美国朋友曾说到月球的主权应属美国，但是我却说了一个笑话，认为月球的主权应属中国，因为中国的"嫦娥"，早已在数千年前奔向月亮了。这虽然是笑话，但是却真是有点真实的意义，因为我们的道家，早已开始了对月球和太阳的研究。《道藏》里早已有过一本《日月奔燐经》，设想登陆月球和太阳的道书。

在道家的文献《道藏》中，除了有对月球的研究外，还有一幅极为复杂的图，称为《五岳真形图》，是以中国为中心，画出五岳的地下，认为皆有地下道相通，道家的传说，由陕西省的黄帝陵之下开始有一地洞，沿洞中地道前行，三个月后走出来就是南京。

《道藏》中又把中国大陆像内脏一样地分类，地肺在陕西省。

又在前人笔记中，记载天山以北的地方，有一个洞，每到清明的时候，这个洞就冒出大气，说是地球的呼吸，在出气的时候，沙漠上的人都闻其声，人畜早就逃得远远的，以免被气吹得渺散无方，等到二十四小时以后，又可以听到吸气的声音。纪晓岚的笔记，曾经提过到过这个地方。

在沙漠中，湖泊可以受地气的影响而自己搬家，他们像大冰块一样，移动到另外一个地方就停住了。有些蒙古朋友，还说曾经亲历过这种情景。

这些现象是什么呢？它们就是《易经》上的山泽通气。

山泽通气与气

道家把天地视为大宇宙，把地球上的人体视为一个小宇宙。

道家在修丹道的时候，首先是注重人体的气。

地球在道家的心目中既是有生命的，当然也是有"气"的，这就是《易经》上"山泽通气"的原理，被道家所加以应用的原因。

气是什么？在道家学说上的"气"是一个很神妙的问题，在中医学上的"气"，也是一个神秘的问题。

八卦上的艮为山，如果把艮错过来，则是兑卦，就是海洋，这就说明了山下是海，海下是山。

山的最下面与海的最下面是相连接的。

但是，山泽为什么通气呢？

道家的兵学，本是秘而不传的，现在说到了"山泽通气"，先让我们看一遍古代道家兵学上出征塞外的情形吧。

在千百年以前的中国社会里，带领万千大军出塞，既没有现在的通讯设备及补给，单是水源问题，就是不得了的大事。

可是道家却有办法，在行军时，携带许多的蓬艾，到了西北高原或沙漠地带，先挖一个约一丈见方的坑井，把蓬艾放在坑中烧，这时注意遥远的四周，不久就会看见别的地方冒出烟来，从冒气的地方打井，必可得水。

这也就是"山泽通气"的应用和证明。

但是为什么用艾草呢？

据道家和中国药物学的研究，艾草是通气的，这点要留待植物专家和科学家去作进一步的研究了。

不过针灸所用的艾草，也正是这种艾草。

卦之体用与道家哲学

我们已经概略地谈了先天卦和中国医学的关系，下次可以介绍文王的后天卦，在唐宋以后，《易》的体用已有明白的分野。

先天卦所代表的是本体，是宇宙的法则。

后天卦所代表的是应用，是根据宇宙的法则，应用于万事万物。

在《易》学的基本观念中，有一种阴阳消长的道理，就是阴极则阳生，阳极则阴生。

如果根据这一点来说，中国的文化，基本上都是以易学作基础，例如以易理来讲历史哲学，便有"话说天下大事，合久必分，分久必合"这种由阴阳消长的道理发挥而来的论调。

阴极则阳生，阳极则阴生，也正是道家的基本哲学思想。

东方神秘学

道家、密宗与

南怀瑾

第二章

上次我们已经讲过了伏羲的先天八卦图，现在要介绍文王的后天八卦图。

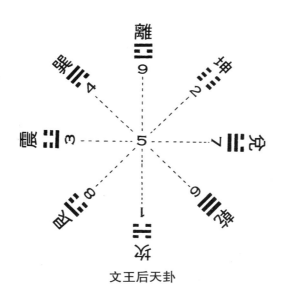

文王后天卦

因为时间的关系，我们只能将《易经》方面，作最简略的介绍，请大家注意并牢记后天卦的"数"，因为它与针灸关系极为密切。

我们看了后天卦，发现它的"象"与"数"都与先天卦不同。

一个数与对面的数相加都成为十，也就是说，与对面合成为十。由这里使我们想到，佛教的合十，与西方宗教的十字，基本上都合十的神妙意义，如果引用到医理方面，似乎是表示，保持均衡的重要，能保持均衡才是健康。

中国的教学法，往往把枯涩难记的学理，编成押韵的诗，以便于背诵，后天卦的念法是：

一数坎兮二数坤，三震四巽数中分
五寄中宫六乾是，七兑八艮九离门

《易》之体用

《易经》似乎是太难懂了，看了许多易学的书，使我们都是愈弄愈糊涂。

现在我们只要先注意先天、后天两个八卦，就能提纲挈领地了解了。

先天八卦所讲的，是宇宙未形成物质世界时之物理法则。

后天八卦所讲的，是物质世界形成后太阳系的物理法则。

先天所讲的是体。

后天所讲的是用。

《易》的体用，是在汉、魏、南北朝以后才发展出来的，道家的哲学，阴极则阳生，阳极则阴生，也是互为体用的道理。

了解了体用之分，我们自然会明了，许多堪舆方面、命理的各种不同八卦，只不过是将先天卦之"象"，搬到后天卦的"数"上，另成一个八卦，或者是将先天卦的"数"，搬到后天卦的"象"上，也另成一个八卦。这样搬来搬去地应用，他们有他们的理，但是因为原理未见阐明，这门《易经》的学识，就变得更为神秘难懂了。

三家村与来知德

　　孔子说"玩索而有得"，是指研究《易经》的方法。

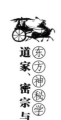

在研究《易经》时，必须反复玩索卦象，才有心得，有人终生研究《易经》，也不一定达到最高境界，这是一门极有趣味的包罗万象的学问。劝大家夜晚不要研究，因为一不小心，就会发觉东方之既白了。

为什么易学书籍那么多，又那么难懂呢？原来与三家村的学者有关。

这些三家村的学者，毕生在古老的环境中研究易学，实在值得钦佩，但可惜的是孤陋寡闻，前人老早已有的心得没有看到，他们仍在独自埋头研究。

明代有名的易学大家来知德，曾隐居二十年，专门研究易学。不错，"来易"是很有名的，他确有极具价值的见地与发挥，但是，也因未遍阅先贤论《易》之书，使得他浪费了不少光阴，这些都是可佩而又可叹的，也足为我们研究学问的借镜。

后天卦之用

"帝出乎震，齐乎巽，相见乎离，致役乎坤，说言乎兑，战乎乾，劳乎坎，成言乎艮。"

这是在《说卦传》中，汉易据此以象数次序而解释物理世界的法则，据说是孔子所写，这个次序法则，当然是后天卦所表现的，也应该说，后天卦是根据这个法则而画的。

孔子的这几句话，简单地解释是：

太阳在东方升起，震为东，为春，一年之始，一日之始（帝出乎震）。

不久就表现了它影响万物的能力，万物滋长，巽为东南，春夏之间，上午（齐乎巽），至正中则光辉而治。

离为南，日正当中，为夏，万物都在充分发育（相见乎离）。

日偏西时，或夏末秋初，自然界蓬勃之象已收，坤为地（致役乎坤）。

日落时，在一年之中是仲秋气象，这时兑卦已是一阴来到，一切开始进入阴的境界（说言乎兑）。

入夜，也是深秋之时，阳能的乾卦进入阴境，阴阳就有交战的现象（战乎乾）。

子夜，孟冬之时，万物所归，在极阴的境界中，一阳在其中矣，这是新的转机，坎中满（劳乎坎）。

夜去冬尽，宇宙间一切开始暗中萌动了，新的阳能又起来了（成言乎艮）。

如果我们把万有世界的物与事，用这个法则来解释，是没有一桩事不符合这个法则的，所以说，按照易卦来推论天下大小之事，是绝对准确无误的，也是绝对科学合理的。

《易》的三要点

《易经》有三个基本的要点：

一、变易：《易》所说明的宇宙事物，是必变的，也就是说，天地间万事万物，没有不变的。但这个变，是渐变而不是突变，《易》是否定突变的，因为一切突变的事情，实际上，内部的变化已由来久矣。

二、不易：在一切的必变之中，有一种绝对不变的本体，这就是形而上的道理，在西方的宗教呼之为上帝，佛教称之为佛，老子无以名之称它为道，也有人叫它为"一团漆黑"。不论其名如何，所代表的是不变的本体。

三、简易：《易》是归纳法，将宇宙间的现象与人事，归而纳之为极简单的必然之理，称为简易。

六十四卦及六爻

在先天伏羲八卦中，三爻为一卦，但是后来的演变，却将两个卦加在一起，六爻成为一卦。

在六爻之中，下面的三爻卦为内卦，又称下卦，在上面的三爻为外卦，又称为上卦。

六是个奇怪的数字，易学认为第六位最高，据说在自然科学位数方面，也认为六是顶点。

在八卦图上看到的三爻卦，是在八个方位，现在配合成两个三爻一卦，成为六爻卦，结果每卦（三爻）就有八个（六爻）卦了。

如此一来，八个卦的总数就是六十四卦了。

现在让我们先看看乾卦及其变化：

䷀乾为天。

䷫天风姤，根据《易》的必变道理，从内部最下变起，好像宇宙间起了大风，即变成为姤。

䷠天山遯，二阴生起，浑然一体的阳气开始退藏，即变为遯。

䷋天地否，天地形成后，则天下多事矣，是为否，等于有天地则有人，从此无宁日，也可以称为《易》的幽默，下一变为：

䷓风地观，由内而外视之，颇为可观了，也可以称是持盈保泰的道理，再一变为：

䷖山地剥，如不保泰，则为剥，好像是人的身体，如不保重则剥损。

☷☰火地晋，这是第七变，是外卦初爻的反变，称为游魂卦，等于说，人虽未死，却游魂于废墟之间，到墓场中去观光了。

☲☰火天大有，这是第八变，内卦整个还原，称为还原卦，也称为归魂卦，但是，这个归魂，虽象征着生命的延续，却并非自己生命的还原，而是子孙的延续。所以世界上没有任何事是可以绝对还原的，所谓还原，不过是变化的一种，而与以往的形式相似罢了。

以上所说的，是乾卦本身及其变化，一共是八个卦，另外的坎卦、艮卦、震卦、巽卦、离卦、坤卦、兑卦，也都各自变化，其法则相同，共为六十四卦，在此不逐一多作解释了，大家可以对照任何一本《易经》书籍参考研究。

错综复杂的变化

难道说，六十四卦就说清楚世间的一切变化了吗？

不！事情还错综复杂得很哩！

我们仍拿乾卦来说吧，它的第一变成为姤卦。

☰☴天风姤。

综：如果把姤卦的图，作一百八十度的倒转，则成为：

☱☰泽天夬，这是姤卦的反对卦，又称为综卦。

错：如果把姤卦的五阳一阴，变为五阴一阳，则成为：

☷☳地雷复，这是姤卦的正对卦。

一个人到了病的时候，就是剥卦，而剥卦的反对卦就是复卦，复卦岂不就是病体恢复健康了吗！

在六十四卦之中，却有八个卦是没有综卦的，这八个卦就是：乾、坤、坎、离、大过、小过、颐、中孚。

这八卦之中的乾、坤、坎、离，是天地日月的宇宙现象，在任何角度来看，天绝对是天，地绝对是地，太阳与月亮也仍是日月。

后四卦，大过、小过、颐、中孚，是属于人事的，但却是有其不变的性质，所以也没有综卦。

我们看到的错卦与综卦，是属于外在的变化，现在我们再来看一看，事情内在的复杂变化吧！

上交下为交，下交上为互，从字体的形象上也可以看出来这个意思。

以姤卦来说，上下外爻不变，只要内部的四爻则成交互。

互交如图：

交　☰互————————————————————→☰

卦的复杂交互，即为乾卦，如此错综复杂，看来真与世界上的事与人一模一样了。

辩证法与微积分

对八卦的形成及演变作分析之后，再研究了其错综复杂之卦，才清清楚楚地体会到，从《易经》八卦的立场观察人事是八面玲珑的，是周密合理而客观的，如仅从一个观点来看事情，错误也就绝对不可避免了。孔子忠恕之道的基本精神，也是说因观点不同，凡事也应在他人立场着想。

最有意思的是，有人发现了《易经》这种对事物的道理，哑然失笑说：这就像是西方的辩证法呀！

听到了这种意见，不禁使我想起了一个故事：有一个人认识一个小孩子，一天这人忽然遇见了这个小孩子的祖父，于是就哑然失笑说，你看这个老祖父长得多么像这个小孩子呀！

这真是有趣至极，《易经》已有五千年的历史，辩证法也不过是十八世纪的产物，不知道是我们文化的毛病呢，抑或是我们中国人有些是颠倒着走路呢？

不来慨叹我们这些伏羲、黄帝的子孙也罢！再看看西方那个微积分的发明人吧！

他研究了《易经》，从《易经》"数"的法则中得到很多的启示。《易经》六十四卦有一个方图及一个圆图，但是他把方圆图弄错了，虽然发明了微积分，但他却十分遗憾自己不是中国人，没有把易学弄得太彻底。否则，成就可能更多了。

其实我倒替他庆幸，庆幸此君不是中国人，因为他如果是中国人的话，弄通了《易经》，也绝不会发明微积分，顶多作个易理卜卦的术士而已。

因为学《易经》的人，都是只重"理"的部分，而不重视"数"，真是可叹！

方圆图与气候

先看八卦的方图（见下页），从右下方的乾卦，一条斜线到左上角的坤卦，一共是八个卦，就是八卦中的乾、兑、离、震、巽、坎、艮、坤。

而它们的数字就是一、二、三、四、五、六、七、八。

由此方图，可以看到六十四卦中每一卦的"数"。方图所代表的是空间，圆图代表的是时间。

那么圆图是如何排列的呢？

由坤卦为起点，从方图的最上一排开始，将第二排最左边谦卦，接排到第一排的最右边否卦，如此一排排地接下去，而形成一个圆图。

在圆图的中心，从乾卦到坤卦画一条线，好像是天体银河的位置，而这一圆图既是代表着时间，一年之中的二十四节气，及十二个月，皆由是而产生。

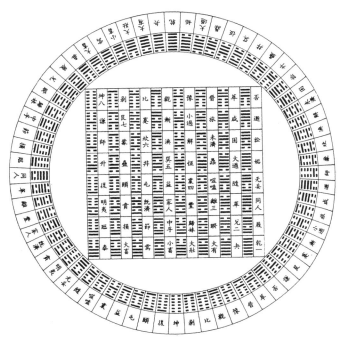

伏羲六十四卦方圆图

在圆图中，除掉乾坤坎离代表了天地日月，而不采取为节气之用外，下余六十卦。

每卦代表六天，共三百六十天，是一年。

五天又为一候，三候为一气，六候为一节。

所以一年有十二个月，二十四节气，七十二候。

这是根据太阳系必然的法则，以卦象说明气候的变化，预知气象由斯产生焉！气象变化深深地影响着人类的一切，医理与气象的关系最为密切。

中医的基本书及其他

大家注意一下，可以发现，今天在地震之后，我们的精神特别好，这是气象变迁所造成的影响，也说明了气象变迁与医理的关系。

当然，有时在地震之后，气象的影响，反使我们的精神特别坏。

现在，让我们先谈谈三本书，以便了解中医的发展史，实际上，这三本书，正是中国的医学发展史。

一、《内经》：包括《灵枢》、《素问》两部，是原始的医理学，其中以针灸最为重要。可是《内经》并不仅是一部医学理论的书，它更是一部修养之学；要说起来，应与《四书》并重，列入必读之书，结果被局限入医学的范围，实在有欠正确。

二、《难经》：这是一部讲理气的书，所论的是偏重气脉方面的学问，好似堪舆方面的理气一样，除了看峦头、讲形势以外，还要注重理气。

三、《伤寒论》：这是一部实用医学的书，照我的意思来说，应该算是南方医学的书，因为只有南方才多寒病。所以无论是医理也好，实用医学也好，处处要兼顾到人与宇宙的关系，以及气象对人的关系。这部《伤寒论》，如应用于西北区，有些医法就会有问题。

那么医治北方人的病，应该怎么办呢？

北方多温病，应该注重《温病条辩》才比较合宜。

到了唐朝孙思邈的医学，是纯粹属于道家派的医学，其所著之《千金方》及《千金翼方》二书，亦应列入国人必读，其中涉及了庭园的设计、药草的种植，都与健康、医学有关，它将医学融化在日常生活之中，真是一部妙作。

可爱的巫医

中医是由祝由科起源，其中包括有符咒的应用。

听到符咒两个字，一般人难免都想到了神神鬼鬼，以及迷信的巫医。

事实上，符咒的应用，确是巫医所做的事，巫医不但不可怕，他们还是精神治疗的老祖宗呢！

在上古氏族社会的时代，凡是所有的医生都姓巫，这是一个氏族的姓，巫氏门下出良医，巫医是一个尊称。

巫氏名医，用符咒的方法治疗病人，是一种道地的精神治疗，画符念咒是利用病人对医生的信心，以及病人自身的信心，以达到治病的目的而已。

巫医不是很了不起，很可爱吗？他们哪里是西方漫画中的可怖巫婆呢？

中国的医学，在祝由科以后，讲求的是：一砭，二针，三灸，四汤药，等到了吃药时，已是第四步的医法了。

道家的生命学说

前面说到道家的医学，究竟道家医理是怎样演变出来的呢？让我们先看道家的生命变化图吧！

普通变化（受物理现象的限制，生命逐渐消耗。）	卦象名	年　齢	
		男	女
	坤		
	山地剥	56←49	49←43
	风地观	48←41	42←36
	天地否	40←33	35←29
	天山遁	32←25	28←22
	天风姤	24←17	21←15
	乾	16	14

方　法	卦象名	修道升华（空破现象界的限制，夺天地之造化）
	乾	
	泽天夬	
1. 由生理着手，借吐纳、药物等方法；炼精化气，炼气化神……	雷天大壮	
	地天泰	
2. 由心理着手，致虚极守静笃，或等而下之如守窍……是。	地泽临	
	地雷复	
	坤	

▲ 生命的两种变化（长生或不亡以待尽），☰代表生命中生生不息的功能，☷表示生命已受的损害。

乾卦是阳能，是生命的开始，乾卦的内卦是怀胎时期，外卦代表了出生后至十六岁（女十四岁）。从这个表上，我们可以看到，男子十六，女子十四以后，就进入后天的生命。

《内经》上说，女子二七天癸至，即十四岁开始了后天的生命。

此后，在男十七，女十五岁即进入姤卦，每八年（女七年）阳爻变阴，变为另一卦，为遯，为否，为观，为剥。

剥卦尽头，男子五十六岁，女子四十九岁，那时的男女，虽然活着，但已是游魂的状态，按现在西方的生理学，是更年期，按道家的学说，生命已是最后的一阳将尽的边缘了。

如趁一阳未尽的时候，也可以说趁炉中的火尚有星点余存，赶快设法修炼，还可以有转机，请看道家的另外一图，修道的升华吧！

道家的修法，就是依照宇宙间自然法则的道理，配合了药物。

在《内经》和《黄庭内景经》中，提到的有上药三品，是精气神。就是用自己的力量，改变自己的身体，一阳来复，生气就有了。

继续地努力，变为二阳四阴，再进步为三阳三阴，最后达到乾卦，恢复为纯阳之体，成为原始的青春状态。

如果已经到了坤卦的年龄，不是一切都完了吗？绝对不是，不过，我们确实要加倍地努力，才能恢复"一阳来复"的局面。

可笑的采阴补阳

道家修身的学说，有一句是：取坎填离。

坎中满、离中虚，坎卦中间为阳爻，离卦中间为阴爻。

如果把离卦中间的阴爻，易之以坎卦中间的阳爻，离卦就变为三爻皆阳而为乾。修道的目的是反本归原为乾卦，所以就形成了取坎填离的说法。

岂知有些一知半解的人，以坎为阴，离为阳，就把取坎填离，解释为采阴补阳。

我们从《易经》的卦象，再看到道家以《易》为基础的生命之说，就不难明了取坎填离的道理，那只是一种学说的定理，并非是修炼的方法。

采阴补阳之说，其谬可知矣。

大师邵康节

说到《易》，说到道，我们一定要说宋代的有名大师邵康节。

邵康节上通天文，下通地理，精研《易经》道家之学。许多人都看过《推背图》，其中有邵氏《梅花诗》，以《易》的原理推论世界大事。

邵氏由道家医理，说到生命的本能，曾有诗如下：

耳聪目明男子身（生命的奇妙），

洪钧赋予不贫贫（生命的宝贵）。

因探月窟方知物（物质世界由动能而来），

未蹑天根岂识人（宇宙生命来源不能把握，岂能了解人）。

乾遇巽时观月窟（天风姤，可知生命法则），

地逢雷处见天根（复卦，见到生命之本来）。

天根月窟间来往（如能把握到生命与宇宙的关联），

三十六宫都是春（可得真正的不死永生）。

第三章

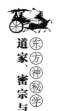

魏伯阳和《参同契》

自汉代以来，修神仙、炼丹道开始广为流行。那时，上古的阴阳家、道家及杂家的各种知识学说与方法，才真正地融会在一起。

就连天文、地理，也都达到一种新的境界，呈现了新的面目。

东汉的魏伯阳，是历史上著名的道家，他所著的一本书，名叫《参同契》，在中国文化上占有极重要的地位。

这本《参同契》，糅合《易经》、《老》、《庄》，及神仙炼丹法于一炉，称为千古丹经之鼻祖，是中国科学原始的基本要典。中国养生生命学的道理，也都包括在内，唯其中隐语甚多，外行人读之颇为费解。《参同契》中引用《易·系辞传》所说：

> 法象莫大乎天地，
>
> 悬象著明莫大乎日月。

前一句的意思是说，自然界里的法则，以天地为最大。下一句则是以日月为喻，说明人体气血的循环，就像日月在宇宙间运行一般。

两汉的医学及炼丹，皆以《易经》的阴阳与五行八卦的原理为依归。也就是说，五行的说法在那时已经开始了。有人也认为五行之说并非上古开始，只不过汉代的伪造而已，但是以所使用度量衡的标准来看，可能两汉以前早已存在。

《易》是研究两性之学吗

> "乾坤其易之门邪。乾，阳物也。坤，阴物也。阴阳合德而刚柔有体。"

这是从《易经·系辞传》中节录的一句。

所谓"乾坤其易之门邪"，对医理来讲，是指后代的时候，以易为基础，对人类生命加以计算，并研究针灸与十二经脉的关系。

由此而引出了十二辟卦，我们在下一段详细说明十二辟卦，现在顺便说到一个笑话。

有人著书立说，认为《易经》只不过是研究两性问题的学说而已，他们的理由也是根据《系辞》中的这一段。

"乾阳物也，坤阴物也。"这不是分明说男女两性的生殖器官吗？再看《易经》之中，到处都是阴阳，甚至阴爻阳爻也都成了性的象征。所以说，这些人的结论就来了，《易》是研究性学的。

可是我们要明白，"物"在当时只作"东西"解释。因为《易经》的用语，被后人借用，后人的后人，难免又将祖父比孙子了，这也是中国文化上的麻烦事。

十二辟卦

十二辟卦是什么？

辟是特别开辟的意思，而十二卦代表了生命乃至宇宙的消长。根据乾坤二卦所辟的卦，就叫做十二辟卦（其中有关节气之划分，是以中国大陆中原为标准）。

十二辟卦中，各卦经管一方，就像是诸侯各管一方一样，所以又称为诸侯之卦或侯王之卦。

在这十二辟卦的图中，由内向外分别是：

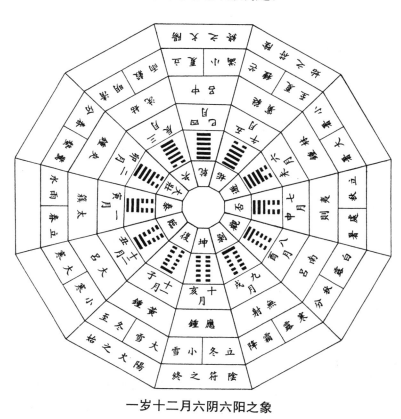

一岁十二月六阴六阳之象

（1）卦名。

（2）卦象。

（3）十二地支所属之月令。

（4）律吕。

（5）二十四节气。

在这几项之中，我们先要谈一谈律吕。

音乐历法和律吕

律吕是中国音乐的一个名词，看到音乐与历法及气象有了关系，难免使许多人大吃一惊。

实际上律吕是表示宇宙气机的变化，同时说明了音律及历法的关系。

中国的历法，本是一科专门的学问，也是一部气象学。历法是从黄帝开始的，那时用的是阴历，但以太阳的行度为基准。

到了夏朝，就以寅月为正月（现在农历的正月）。

商汤时代，以丑月为正月，为一岁之首（现在农历的十二月）。

周朝则以子月（现在农历的十一月）为正月。

孔子删《诗》、《书》，订《礼》、《乐》，对于历法则仍采用夏历。

中国一向是以历法天文学享名世界的，但是现在却落后于西方国家。以台北之大，在校学生之多，仅有的一个圆山天文台，几乎要被改成儿童游乐园了。怪不得台湾的孩子，在外国连北斗如何开始都不认识，其他国家的孩子为此大感诧异，认为天文历法本是中国人的特长，想不到台湾孩子连北斗星都不认识。可叹！这也是题外之话。

在十二辟卦中，我们所看到的十二律吕，各代表一调。这十二个音调，与人体的十二经脉甚有关系。

这些音声是如何开始的呢？原来在黄帝的时候，一位乐师伶伦用昆仑山解谷所产十二根竹管并排起来，一端整齐，一端则阶次长短不齐，在竹管中置入葭灰（即以芦苇烧成的灰）。

将这些竹管埋入空屋中的地下，不齐的一端在下，齐的一端在地面。

当气象变化至一阳生时，即"地雷复"卦，冬至时，第一根管子中有气冲出灰飞，吹起了黄钟的宫音。

这个黄钟之音，正说明了土地中的阳能，在一定的时间，向外放射。

人体的气脉，也像地球中的气机一样，随着气象的变化而动。

许多西方的朋友，认为中国的音乐难懂，不易引发感受。因为中国的古乐是不平均的自然律，而西方音乐是平均律，比较适宜合奏的关系。（此节可参考《人文世界》一卷八期及二卷一、二期《律吕浅谈》）

下面就要分别解释十二辟卦中的每一卦了。

诸葛亮借东风　　十　月

☷ 坤卦，亥月，节气立冬小雪。

这是全阴之卦，天地间之放射能，此时已全部吸收入地，但阴极则阳生，所以在十月立冬后，必会有小阳春，有一两天风转东南，当年诸葛亮借东风，就是通晓《易经》气象的道理，知道十月立冬之后，西北风一定不会天天吹，根据气象的推算，有一两日必会刮起一阵东南风，所以故作玄虚，筑坛祭风，反正一日借不到的话，二日三日下去，早晚可以等到东风。果然被他等到，大破曹操五十万军。

曹操大败之后，闭门读《易》，研究到《周易》蛊卦的"先甲三日，后甲三日"和立冬时，正值坤卦当令，其中有一阳来复的道理，哈哈大笑，悟出了东南风的道理。五十万大军的损失，才读懂了《易经》，代价真不能说不大呀！

冬令进补　　十一月

☳ 复卦，子月，节气大雪冬至。

到了十一月，一阳来复。在卦上已看到了一阳之象，现在是阳火之始，地球所吸收的太阳之能，又开始向外放射了，这个时候，我们都会觉得胃口不错，消化能力也好起来了。冬至开始，正是人人高喊冬令进补的时候，一点也不错，复卦早已告诉我们了。

春快来了　　十二月

䷒临卦，丑月，节气小寒大寒。

现在的卦象，已有二阳了，虽是在十二月，可是春已暗中来临，地球内部的放射能已渐升高，变化遂将透出外部了。

三阳开泰　　正　月

䷊泰卦，寅月，节气立春雨水。

这是三阴三阳的卦，天地间至此时，地球已经是全部阳能充满了。这是春的开始，生命就要出土了。

大地惊雷　　二　月

䷡大壮，卯月，节气惊蛰春分。

春雷动了，这一声空中的巨响，惊醒了冬眠蛰伏的动物们，现在纷纷吐出了口中的泥土，恢复了活动，这就是惊蛰的意义。卦象已呈四阳之象，阳能到达地面上了，植物也都开始了生长。

清明时节　　三　月

䷪夬卦，辰月，节气清明谷雨。

阳能已上升到五爻，天地间只有一点阴气残余，现在的阳气正是最充足的时期，清明扫墓、郊游，天地间充满了新生，到处欣欣向荣。

燥烈的纯阳　　四　月

▤乾卦，巳月，节气立夏小满。

现在的阳气已达饱和点，物极必反，阳极则阴生，四月份太干了，使人发闷，白天也最长。到此为止，均属阳能的活动，称为六阳的上半年。

喝一杯雄黄酒　　五　月

▤姤卦，午月，节气芒种夏至。

在纯阳的卦中，最下面生出了一阴，湿气在内部发生了，现在是一年中阴的开始。南方的黄梅雨，常会下个不停，天地间阴的力量又在暗中滋长。端午节吃粽子时，不要忘记喝一杯雄黄酒，驱散一下体内的潮气。

夏日炎炎　　六　月

▤遯卦，未月，节气小暑大暑。

二阴生，暗中已有凋零的意味，麦子已经收割了，象征一年中的生发季节已经过去。可是外表上，天气是炎热的，虽然内部衰相已经很深，但大地中仍有一爻阳能，利用它，另一季的农作物得以生长。

鬼节的祝祷　　七　月

䷋否卦，申月，节气立秋处暑。

三阳三阴，秋天到了，天地的外部又要开始了明显的转变，虽然热，但是秋高气爽。到了下半月，夏天已全部结束，秋收开始，天气即将转凉，那些可怜的孤魂野鬼，以及家中作古的祖先亲友们，现在也该做一个生活的安排了吧！七月十五日，让我们诚心地祝祷他们，祈求他们有温暖舒适的生活准备！

仲秋赏月　　八　月

䷓观卦，酉月，节气白露秋分。

秋的收割已经完成了，落叶纷纷，天地间呈现了一股肃杀之气，因为阴爻已到了外卦。秋收冬藏的工作都已准备好，夜晚也已有露水下降了。八月十五的月亮多么明亮，搬出来丰收的枣子、花生、玉米、毛豆、地瓜、梨子、核桃，让我们吹着洞箫赏月，阖家团圆作乐吧。

秋风扫落叶　　九　月

䷖剥卦，戌月，节气寒露霜降。

天地间只有一丝阳气存在了，生命至此，阳能已剥到尽头，马上就要完了。深秋的风，吹卷着，满地落叶纷飞，树枝上已变成光秃秃的，除了那些耐寒的松柏之外，如果冬衣还没有备妥，可能会忽然受冻了。

剥复之际　　生命的法则

前面所谈的十二个月，是地球的生命法则，缩小来说，一天的生命也是如此。一日之中的十二个时辰，也以子丑寅卯辰巳午未申酉戌亥代表。

这个生命的法则，与人的生命法则是一致的，都处在剥复之际，以十二的一半，六为分野，六阴六阳。

到了第七，就是另一个开始。所以，在《易经》上称为七日来复，人体的变化也是这个法则。至于病情的变化如何，也要注意到时间的因素，中西医尽皆如此。

孔子的《春秋》

在一年之中，有时是夜长昼短，有时是夜短昼长，但是在春分与秋分时，日与夜是平均的，同是一样的长短，没有差别。

孔子著了一部《春秋》，为什么古人称历史为《春秋》，而不名之为冬夏呢？

原来孔子也是采用春分秋分之道，在历史的眼光中，必须以"持平"为准则，所以就取用了《春秋》作书名。

五行是什么

看见了五行这两个字，好像我们要开始算命了。不过，算命的确也是根据天地间的法则。五行是天文的代号。一方面是抽象的原理，一方面也是实际的应用。

《易经》上说："天行健"，行就是动的意思，《易》的基本原理是说，一切都在运行不息。

有人说西方文化是动的，东方文化是静的，不知是根据什么。我们姑不论西方文化的好歹，只证明中国《易经》的文化，是生生不已，一切都在不停地进行着。

究竟五行是与《易经》同时开始的，抑是在汉代开始的，说法不一。但是，汉代时期对于抽象理论科学的建立，极有成就，是一个不可抹杀的事实。

五行是金、木、水、火、土。它们代表了宇宙天体中五个星球：金是太白星，木是岁星，水是辰星，火是荧惑星，土是镇星。

这五个星，加上太阳与月亮，称为七政。

太阳与月亮是经星，五行之星是纬星。

这些星球的放射能，影响了地球，地球当然也在放射能，而影响其他星球。

五行的意义和作用

木代表生发的功能，在人体代表肝。

金代表破坏性及坚固的本体，在人体代表肺。

水代表了冷冻，在人体代表肾及大小肠。

火代表了挥发功能，在人体代表心。

土代表了中和之性，有中和金木水火的功能，在人体代表脾胃。

依照综卦的道理，一切事物都有一种相对性，凡是有好处的，一定也有缺点；有害的，也必有其利益的一面。五行的本身，也是如此，所以五行是相生相克的，它们相生的次序如下：

$$生 \quad 生 \quad 生 \quad 生 \quad 生$$
$$金 \rightarrow 水 \rightarrow 木 \rightarrow 火 \rightarrow 土 \rightarrow 金$$
循环不已。

五行顺势相生，隔代相克如下：

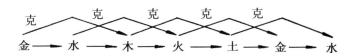

在八卦的方位上来说：

金——西方

木——东方

水——北方

火——南方

土——中部

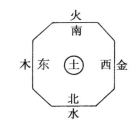

实际上，四川、西藏乃多金之区；东部生长茂盛；北方天寒，冻结较久；南方则气温较高。

头痛医脚

了解了五行的相生相克的道理，就会明白中医不是头疼医头的原因。

一个人感冒咳嗽了，肺部有了麻烦。肺是金，要想帮助金增加力量，必须先去扶助土，因为土能生金，土是脾胃，所以说一定要同时调理脾胃，并顾及到肾水及大小肠。

事实上，金（肺）有毛病，一定会连累到土及水，所以肺有了咳嗽，胃气绝对不适，肾气也受肺金的影响，而引起耳鸣。

中医的理论根据了五行，在治疗的时候，要找到病源之所在，彻底的治法，所以不是头痛医头，而成为头疼时，反来医治其他的部位了。

天干地支

说过了天体中的五个星球，这五个星球的放射，对地球不断地发生干扰，这个干扰的性质，就定名为天干。

　　虽然五星是由金木水火土五个代表，为什么天干变成十个呢？因为五行不够说明天干的阴阳全部意义，所以，每个由两位来代表，这十个天干是：甲、乙、丙、丁、戊、己、庚、辛、壬、癸。它们代表的意义如下：

五　行	木	火	土	金	水
原　素	甲	丙	戊	庚	壬
原　质	乙	丁	己	辛	癸

　　地支共有十二，就是前面说过的子丑寅卯辰巳午未申酉戌亥。

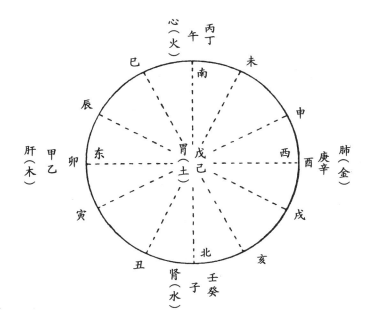

　　十二地支代表了地球本身的放射能，与天干交互作用影响，而形成了天地间变动的法则。

　　十二地支代表了一年的十二个月，在十二辟卦中已说到了。

　　十二地支同时代表了一日的十二个时辰，每一时辰有两小时。

十二地支同时也代表着十二个不同的年代，在天地间不停地运转着。

十二地支与十天干配合，每六十年循环一个周期，称为六十花甲。六十岁的老人，也称为花甲老翁。

天干地支是一门伟大的学问，这门学问，对物质文明而言，是超然独立的，所以中国以往的年代，不论人事的兴衰、帝位的转移，一律采用干支为年的代表。

天干地支所代表的宇宙，道家称为"造化洪炉"。人类在这个洪炉中，不过是一点点渣子而已，所以人死了，称为"物化"或"羽化而登仙"。

在这个八卦图中，包括了天干、地支、方位、五行及人体内脏。由中间的对角线，看出了对面相冲，只有土在中间协调。

《易经》的道理是，立场相对、性质相反、等则相冲。

气脉与穴道

看到了五行，以及人体的内脏也以五行来代表，不禁想到了《内经》中的一句话："肝生于左，肺藏于右。"

照生理解剖学看来，肝脏分明在人体中的右边，而肺又是两叶，藏在胸腔内的左右两边。

那么，《内经》不是在胡说八道吗？

绝对不是的！

"肝生于左"，《内经》并没有说肝生"在"左，这不是部位的解释，而是气脉流动的解释。

中国医理注重气脉的问题，肺的气脉就是从右边流动出来的，以后再详细说明。

五行、干支、气脉穴道，对医理及针灸都有直接的关系。最近看到电视上的介绍，荣总的医生以针灸协助拔牙，已有百分之七十的成效。可惜会点穴的人太少，否则成效将更为显著。

许多人的病，事实上都是穴道受伤。身体偶然碰了一下，似乎揉一揉就好了，却不知道那里的穴道已经受伤，气脉渐渐不畅，三年五年，就发出了病象。

读书人的三理

中国的文化讲究做人做事的一切道理。

其中最要紧的一项是孝道。

所以读书人要通三理，即医理、命理和地理。

命理是混合在医理中的，都以五行为依归，在医治病人的时候，如果知道病人的八字五行，就可以明白病人体质的弱点，对于治疗的帮助是很重要的。

一个为人子者，父母的命不能不知，由命知道父母衰旺的进展和变化，父母患病要知道医治，父母百年之后，更要知道地理，选择适当的地方安葬。

所以，这些观念交织成的中国文化，认为读书人要通三理。

但是，实际的情况，是每一种学问，都包括在中国的一切学问书籍之中，它们像织布机上的经线与纬线，都织在一起。只要多读书，一定会涉及这些学问。

也可以说，这些学问的源头，都是一个，只要一通，不自觉地就三通了。

第四章

继续研究下去，根据中国医学的哲学部分为原则，也就是以理论的基础为研究的方针。

至此，应该先放弃《易经》的关系，而以五行干支为研究的重点，因为阴阳与道家合流的阴阳五行，以及干支，正是医理的最基本思想，在医书之中，充满了五行干支，如果不弄通干支阴阳，想读通医书是很困难的。

驺衍是否胡诌

在战国的时候，齐国有个鼎鼎大名的理论物理学家，名叫驺衍（历史上另有邹衍，并非一人）。

这个驺衍也是位阴阳家，在那个时候，他的弟子极为众多，到处都欢迎他去讲学。

他的见地不同凡响，对于所谓世界的定义，他首倡一种见地，把世界分为九大洲，中国不过是九大洲之一罢了，名为赤县神州，在那个时候，说出了这样的话，许多人都骂他胡诌、诞妄。

这是集成阴阳学说的一位大师，而阴阳家的五行、天干、地支等学说，后来成为医理的基本原则。

我们的小天地

道家称宇宙是个大天地，人身是个小天地。

撇开生命的来源不谈，道家认为人的生命作用，与天地是一样的，先从既有的现象来说吧，《内经》上把一个人身归纳为二十六部分，都与天地的法则相配合。

比方说：人的头，圆圆的，在整个人身的顶上，就像天一样；而我们的脚在下，平平方方的，像地一样。

我们的双目，闪闪发光，不是天地间的日月吗？

七窍再加上下体的两窍，恰如天地之九州。

人有喜怒的时候，就像天地之雷电。

我们的四肢，就像一年的四时，如此配合共为二十六，比之天地：

头	天
脚	地
左眼	太阳
右眼	月亮
九窍	九州
喜怒	雷电
四肢	四时
五脏	五音
六腑	六律
寒热	冬夏
十指	上古之十日（十日称旬）
十二肋	十二时辰
夫妇	阴阳
三百六十五骨节	三百六十五天
十二关节	十二月
膝肩	高山
腋腘	深谷

十二经脉（十二经水）	江河
卫气	泉气
毫毛	草芦
卧起	昼晦
齿牙	二十八星宿
小节	地上小山
高骨	山石
幕筋	林木
䐃肉	聚色

（人有时不生育，地有时不生草）

以上是《黄帝内经》的二十六人身形象，配合天地之形，这种说法是否有理？或者有牵强之嫌？还有一种说法，认为这是魏晋以后的思想。

十个太阳的故事

在前面人身与天地二十六形象之中，说到了上古时候的十日，十日就是十个太阳。

在上古的神话书中，也有一个故事，是说上古的十个太阳，后来被后羿射掉了九个，只剩下一个，使天地间的温度降低了些，植物才能够生长，适合人类的生活。

总之，不论如何说法，我们现在生活的世界，是处在太阳系中。

但是十个太阳的说法，却吻合着佛学的宇宙观与世界观。

在佛学的世界观学说中，以包含了一个太阳及一个月亮的星球系统为一个世界的单位，我们生活的地方是一个太阳系中的地球。

可是，在无限的宇宙中，却有许多许多类似我们这个太阳系的星球世界。以什么为多的代表呢？就算十吧！千吧！万吧！

一千个太阳系，称它为小千世界。

一千个小千世界，名为中千世界。

一千个中千世界，名为大千世界。

所以，在三千大千世界中，人比沙都小了，宇宙是如此的宽阔无垠，说太阳有十个，不过是微微形容一下罢了。

然而，上古的十日，正是对无垠宇宙的一种说明。

彩色有声有味电影

不论人身是否与天地配合得一模一样，人类的躯体，不可否认的是有声有色，有气有味，就好像七彩玲珑的有声电影所表现的一样。

如果用五行的方法，配合性质来表明一下的话，就可以列出下面这张简单的表（见八十八页）：

看了这个表，才知道我们每人的小天地，真是五花八门，多彩多姿，色香味俱佳的一具肉机器。

在这个巧妙的机器中，最玄妙的一样东西，就是其中的气。

气功是什么玩意儿

大家都听到过气功治病吧！真正的气功的基础是什么？

原来学道家的人，早已发现六个字的重要性，实际上是六个音对人体器官健康的影响。

这六个音就是所谓的六气：

嘘、呬、呵、吹、呼、嘻。

那些修神仙的道家人士们，清晨的时候，面对东方，在生气升发的那段时刻，发出这六声，引通体内的气脉。

当发此六音，不是大声吹叫，而是轻轻地，声音的大小以自己可以听见为准，一直练习，每次做到腹中无气时为止。

用针灸治疗无效的病人，采用这种气功的治疗，发现颇为有效，因此演变出了气功治病或健身的方法。当然，方法并不如此简单，另当别论。

1	五行	木	火	土	金	水
2	天干	甲乙	丙丁	戊己	庚辛	壬癸
3	地支	寅卯	巳午	辰丑戌未	申酉	子亥
4	（后天）八卦	震巽	离	艮坤	乾兑	坎
5	（洛书）数字	8	7	5	9	6
6	方向	东	南	中央	西	北
7	季	春	夏	四季	秋	冬
8	五音	角	徵	宫	商	羽
9	色	青	赤	黄	白	黑
10	味	酸	苦	甘	辛	咸
11	五星	岁星	荧惑	镇星	太白	辰星
12	九星	三四碧绿	九紫	二五八黑黄白	六七白赤	一白
13	五气	风	热（君火）	湿	燥	寒（相火）
14	五官	眼	舌	身	鼻	耳
15	五脏	肝	心	脾	肺	肾
16	五腑	胆	小肠	胃	大肠	三焦膀胱

音乐可以治病吗

看见前面的表上五脏配合了五音，前两次我们也说到了律吕（音乐）与五行内脏的关系，证明音乐与人体是有绝对的关联的。

就拿西方的医术来说吧，也早已证明了音乐对人类的影响，对动物的影响，在鸡舍中放某种音乐，可使鸡多下蛋，牧场中的音声可影响到乳牛的产量。

说到我们人类，有些音乐使我们沉沉欲睡，有些会使青年人舞个不停。

所以西医早已采用声音的治疗，而最早的中国医书，时常提到的音色，也就是以音声的方法治疗病人。

至于道家，有时根本不用吃药的方法，而用音声使人身体好转。

颜色对病人如何

根据五行与颜色的表明，至少由病人的颜色，可以判断出他身体的病况，这一点是毫无疑问的。

再根据这个原则发展下去，颜色对人的影响就很大了，所以颜色与声音一样，都被用作医疗方面考虑的因素和方法，近代的西方医学，也同样注重颜色的治疗。

由目前的实际现状，我们也可以反过来证明，道家以音、色配合人身的器官，是绝对正确有理的。

青菜萝卜和《本草》

在前面五行的表上，有五味与内脏配合，提到五味，我们就要读一读《本草》(本草就是药用植物) 了。

根据此种可信的传说，最初编的《神农氏本草》之中，只包括了七十多味药品，经过历代的研究，实验增添，《本草》逐渐在增多，不仅是项目的扩大，而且是范围的扩大，青菜萝卜、童便、人粪，统统都已进了《本草》的纲目之中。

明代的一位名医李时珍，将各项药品分类，重新编订名为《本草纲目》，可说是一本最有价值的中医药物学。

谁认识"人"字

要说起医学，真是一门了不起的大学问，几乎要上通天文，下通地理，还要中通最要紧的一门学问——"人"。

先替"人"字看一看相。

左撇是阳，右撇是阴，一阴一阳构成了人。

再看看我们这些人，从人中以上，两鼻孔、两眼、两耳，岂不就是坤卦吗？

从人中以下，一张口，外加下体的另两孔，就是三个阳爻，构成了乾卦。

所以人是地天泰卦，就是平衡的意思。

就算是这个说法是一个笑话吧！要认识"人"的确不易，而要作一个医生，最基本的条件是要认识"人"。

中医之医学有一个说法："医者意也"，要头脑聪明，将呆板的原则，加以灵活运用，才能对付灵活变动的"人"，所以，医是智慧之学。

中医的头一步，了解病情，诊断病人，要由四个字入手。

望闻问切

这是谁都知道的，但这四个字到底包含些什么？

望——看相术

清朝有一个才气纵横的名医，名叫陈修园，对于所谓"望"，有诗一首如下：

春夏秋冬长夏时，青黄赤白黑随宜。

左肝右肺形呈颊，心额肾颐鼻主脾。

察位须知生者吉，审时若遇克为悲。

更于黯泽分新旧，隐隐微黄是愈期。

这一首诗说明了由外表诊视病人的原理与方法，就是说人的气色可以与四季同样，与颜色配合，以断病情。面颊上左边气色灰暗表示肝有病，右边灰暗是肺有病，如果心有病的话，额头颜色必会反常，肾病表现在颐处，鼻子呈现了脾脏的毛病，如果各部位气色与时序相合则佳，如果逢到克制当然不吉，颜色的不佳则愈旧愈久愈劣，如果面现微微的黄气，则证明胃气上升，是病愈之兆。

所以所谓"望"，是用看相的方法，察究病人的病情，其中还包含了看舌苔等等，及一切眼睛可以观察到的因素，来判断病情。

闻——听病人的声音

根据五行生克，及五脏六腑的配合，用声音判断病人的情况。

肝病出怒声，容易发脾气，轻易动怒的病人，一定是肝有病；若常自喜笑，那么他的病一定是偏重于心脏方面。

脾病则多思虑，除了一般过度用脑，神经有问题外，得病时，比平时思虑还多。

肺病忧悲爱哭泣。

肾病多呻吟，转身弯腰起身坐下，浑身疼痛，常发哼唷之声，必是肾病体弱。

实际上，从声音分辨病情是颇为困难的，关于这方面以后还要作较详细的说明。

问——病人自己的感受

给病人看了相，注意到了病人声音的变化，现在要问一问病人自身的情况，与自己的亲身感受了。

关于问的范围，陈修园也编好了要点：

> 一问寒热二问汗，三问头身四问便。
>
> 五问饮食六问胸，七聋八渴俱当辩。
>
> 九问旧病十问因，再兼脉要参机便。
>
> 妇人尤必问经期，迟速闭崩皆可见。
>
> 再添片言告儿科，天花麻疹虐占验。

由于这几句要点，可知古代中医的治疗，对病人事先也要经过严密的审察，等于现在的全盘检查，同时已对"人"有具体彻底的了解，才好下诊断，所以中医内科是全科的医生，包括了小儿科、妇科等。

切——诊脉

诊脉是最深奥的一门学问，事实上，这是需要长久及多方面的实验，才能有所成就的，初学的人常从诊猪狗开始，试一试没有生命的脉，是怎么一回事，再来摸有生命的脉，什么猪呀狗呀，抓到了就要摸一摸它们的脉，其中的道理，陈修园有诗如下：

> 微茫指下最难知，
>
> 条绪寻来悟治丝。
>
> 三部分持成定法，
>
> 八纲易见是良规。
>
> 胃资水谷人根本，
>
> 土具冲和脉委蛇。
>
> 脏气全凭生克验，

天时且向逆从窥。

阳为浮数形偏亢，

阴则沉迟势更卑。

外感阴来非吉兆，

内虚阳陷实堪悲。

诸凡偏胜皆成病，

忽变非常即弗医。

只此数言占必应，

脉经补叙总支离。

医案的奇谈

清代有个有名的医生，被人称为天医星的叶天士，后来许多传奇性的惊人医案，大多都挂在他身上。

有一次，叶天士在路上见抬棺而过，棺下似沾有血渍，当时叶天士挡住，询问棺内何人，得知是妇人因难产而死，叶天士立刻命其开棺，坚称棺内之人未死，他可以救治。

在当时，开棺是桩大事，经叶天士全部负责始开棺。叶天士即用针灸法，在死者心口扎针治疗，片刻婴儿呱呱落地，产妇也有了活气。

原来叶天士的判断，产妇是一时昏厥，并非真死。

又有一天，叶天士正与友人下棋时，忽然跑来一个人，老婆难产，痛苦呻吟，请叶天士救命。

叶天士即在棋盘上抓了一把铜钱，到产妇家去了，进了大门，当即把铜钱往墙上一掷，哗啦一声，屋内的产妇正在苦痛时，大吃一惊，婴儿也跟着呱呱落地了。

这真是天医星，许多人询问叶天士为什么，叶天士说：人人都

93

爱钱，死也要钱，活也要钱，小孩不下世，一听到钱声，马上就来了。

这虽近乎笑话，但是叶天士可能是了解产妇的紧张，用声音转移注意力，难怪称他为天医了。

三指禅

在《礼记》中有一句话："医不三世，不服其药。"

许多人以为，这个医家要三代作医生，才能请他治病。

其实这个三世，不是三代的意思，三世是指：一《黄帝内经》、《灵枢》、《素问》；二《神农本草》；三《太素》(脉理)。

精通这三项，是作医生的必备条件。所以，不通三世者，不能算是医生，不能服其药。

《太素》所讲求的，完全是气脉的问题，在宋、明以后，懂得《太素》的，称为三指禅，不但在摸脉以后能了解病人的病情，并且可以了解人的穷通富贵。脉理真是一门玄而又玄的学问，难怪称这些人为三指禅呢。

第五章

唯心与唯物之论

任何一种学说都有其哲学的基础，中医的医学当然也不例外。

有人说中医医理学是唯心之学，究竟医理是否真是唯心之论，确是一个值得研究的问题。但中医所谓的唯心是本体之心，是一种代号；而西方文化中的心，乃指思维冥想的作用。

实际上，中医医理意识与生理作用结合为一元的意思，与西方的"唯心"不能混为一谈。

至于西医，则是真正的唯物。我们可以拿机器的测察人体为依据，而证明其唯物之基础。

西方心理学的研究，往往先以猴子，或老鼠、狗作试验，然而猴子与老鼠的心理，与人类的心理，恐怕尚有一段距离。

不论唯心也好，唯物也好，中医也好，西医也好，医理学的本身，都是从受精后的形而下开始，对于生命的来源，形而上的本体，都未加了解。但是，生命的来源是最重要的，二十一世纪的医学，必然是中西医合流，也必定是要追寻形而上生命之根本的。

孙大夫和老虎

中国医学史，在魏晋时期开始了新纪元，因为印度医学、天文等于此时输入中国，受了这种外来文化的影响，演变至唐代，印度医学与道家医学合流，汇成了医学的新系统。

唐代前后有两位大名医，一是陶弘景，为梁武帝时人，又别称之为山中宰相、山中的黑衣宰相，梁武帝初期凡在政治遇到疑难大事，必定要向其请教。陶著有《肘后方》等医书。

另一位大医生便是唐代的道家孙真人孙思邈，他不但综合了印度的医学，并且还融会了阿拉伯的医学。

传说中，龙王会变化为人，向孙大夫求医。而最神妙的一桩传说，是他在山中遇见老虎挡路的一幕，当时老虎张口示孙大夫，原来虎牙中夹了一根细骨，特来求医的。他当即拿出钳子，拔掉虎牙中之骨刺，自此之后，孙大夫来往就有老虎护卫了。

当然这件事有多少真实性，不得而知，但是有一点我们可以推测的，就是孙思邈一定是一位神奇的大国手无疑。

印度医学的说法

《内经》的理论，把人体构成，归纳为三十六因素。

印度的观念，把人体分为地、水、火、风四大类。比如说，骨为地类，内分泌、血液等为水类，温度为火类，呼吸为风类。

在这四大类之中，每大类有一百一十种病，四大类共有四百四十种病，比如伤风为风大类之病，癌症为地大类之病等。任何一种病皆促人致死，如久睡而累为睡病，坐久为坐病，所以人人随时都在病中。

我们的四大类，是不真实的，不会永远存在的，这四大只不过是我们之所属，而非我们之所有，四大皆空的观念也是由此而形成的。

生命的构成

生命是如何构成的？

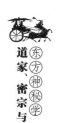

让我们先看看两千多年前印度的说法。

要有三个条件聚集在一起，才会形成新的生命，这三个条件是：卵子、精子和灵魂。

缺少任何一个因素，生命都不会构成，这叫做三缘和合。

生命构成之后，以七天为一个周期，经过三十八个七天，母体中风轮转动，新生命就诞生了。

这个母体之中的风轮，就是中国医学上所谓的"气"，印度所谓的"风"。

与这种说法同时的，还有关于对一碗水中生命的观念，就是释迦牟尼所认为，一碗水中有八万四千个生命的说法。

这种说法虽远在二千多年以前，但是获得了近代科学的证明，在显微镜下看到一碗水中的细菌生命，何止八万四千。

孔子与释迦的会议

提起了这个神秘的气脉问题，使我们想到中国《易经》文化、埃及文化及印度文化的共同性。《易经》之七日来复，正符合了印度的佛学理论，使人感到，孔子与释迦，在开始他们的学说宣扬之前，已在一起开过会议，商订好了意见，然后再各自前往一处教化人民。

这当然是一个笑话，不过证明了人类冰河期的史前文化，早已达到了巅峰状态，当前期人类毁灭之后，那极少数留下的人，以及高度发达的部分文化，又再辗转延续罢了。

什么是气脉

提到气脉二字，许多人都会认为那是一种筋，或者血管之类的东西。

中医所谓的十二经脉，确实是包括了有形的血管等等，在解剖学上来说，是肉眼可见的，人身具体的组织。

但是道家所谓的奇经八脉，与密宗所讲求的三脉七轮，只是具有作用，而在人体解剖时，却不见一物。

气是无形而有质的，好像原子能的排列，如果拿眼前东西作比，就如生火时所冒的烟，这些烟也走一条路线，但并非在一定的管子中行进。

所以，多少年来，西方生理学，以及我们中国人，都认为气脉是玄而又玄的玩意儿，原因就在于气脉是看不见的。

究竟这个看不见的气脉是什么？

它既不是呼吸之息，也不是空气中之大气，但在活生生的生命中，却证实了它的无上功能，影响重大。

也许我们可以勉强称之为生命能吧！

奇经八脉

道家最重视的奇经八脉，就是：

任、督、冲、带、阴维、阳维、阴跷、阳跷。（如下图）

为什么称它们为奇经八脉呢？

因为奇是数字的代号，在阴阳的观点上来说，奇就是阳，因为此八脉影响着阳气所走之路，故而称为奇经八脉，所谓奇，并不是稀奇古怪的意思。

奇经八脉专管阳气之路，这个系统，并不是十二经脉的系统，但奇经八脉却辅助支配了十二经脉。

奇经八脉既司无形的精神，有人认为就是道家所谓的"精气神"，这一点是有问题的。

但是中医的理论，却非常重视奇经八脉。

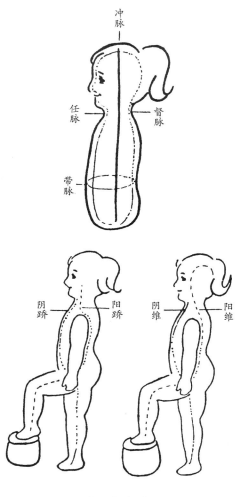

冲脉

任脉　督脉

带脉

阴跷　阳跷　　阴维　阳维

气脉之争

　　印度无奇经八脉及十二经脉之说，但在唐代传进西藏的密宗，却有另外关于气脉的理论，就是三脉七轮。

　　在医学的观点上来说，气脉就是气脉，但在练气功及瑜伽术者的眼中，气脉的问题非常重大，他们认为奇经八脉不够精细完整，三脉七轮才是正确的说法。

　　至于我们的道家，又认为三脉七轮无啥稀奇，奇经八脉才正确。大家争来吵去，也有千多年的时光了，不管谁是谁非，气脉对于针灸关系太直接太密切了。前面简略说过了奇经八脉，让我们也将三脉七轮作一个介绍，大家再来判断吧！

三脉是什么

三脉是三条气脉，即中脉、左脉及右脉。

最重要的一条为中脉，是蓝色，似乎是在脊髓的中间，由顶下至海底。海底即肛门前的一片三角形地带；密宗又称之为生法宫，如果是女性的话，海底就是子宫。

在中脉的两边，有左脉及右脉，与中脉平行，距离约牛毛的十分之一。

左脉为红色，右脉为白色。

左脉下通右睾丸，右脉下通左睾丸，女性则通子宫。

因为气脉是交叉的，它的路线与神经有关，所以右边病时左边痛；左边病时右边痛。

不要认为中脉有颜色，有距离，就认为三脉是肉眼可见的具体事物了，那是不正确的。

从生理解剖的观点上来说，三脉是看不见的。只有在作静定的功夫时，气脉通了，自己才会见到它们。

七轮在哪里

什么是七轮？顾名思义，是七处与周围有连带关系的地方。

所谓七轮，就是：

顶轮、眉间轮、喉轮、心轮、脐轮、海底轮、梵穴轮。

顶轮——从额头的发际开始，往后横拼四指的距离处，就是顶轮的位置，也就是婴儿幼小时会跳动的部位。以道家的说法，此处

道家、密宗与

东方神秘学

南怀瑾

在封口以前为先天，那时婴儿不会说话，但却表情丰富，好像有说有笑的样子，因为婴儿还处在形而上的境界中，与以往的精神环境保持接触。等到顶轮封口以后，婴儿就会说话了，而开始进入了后天的生命。

此轮又名大乐轮，在静坐未打通大乐轮以前，等于是受活罪，腿麻脚酸，一旦打通了顶轮，脑部气轮充满，其乐无比。

道家称头部为诸阳之首，像似有大乐，顶轮有三十二根气脉，如雨伞一样，由间脑向外分散。

眉间轮——在两眉之间，印堂稍下的地方，称为眉间轮。道家修神仙，练静坐的人，在眉间轮气脉打通后，就会有相似神通的境界，叫作眼通。真有天眼通的人，没有任何物质的东西可以障碍到他的视野。换句话说，闭着眼睛，隔着墙壁，都可以清楚地看到外界的一切。

喉轮——由眉间轮向下，到喉结的地方，称为喉轮，这里一共有十六根气脉，像倒转的雨伞，接眉轮诸脉，包括到上胸部的食道及气管，这个喉轮又名受用轮。依照印度治病的方法，注重气脉治疗，喉轮的十六脉若不干净，心中便难得安宁，烦恼多病，所以瑜伽术中有用白布清洗食道及胃部的办法。四川治疗疟疾，也有用新鲜的葛根，去皮后，以病人中指为一寸，由口腔通入食道及胃，疟疾即愈。所以如能保持食道清洁，则可健康少病。我们喝了牛奶，在空杯子上，可以看到残留的奶汁，牛奶尚且不过是流体而已，我们一日数餐，食道中脏乱的情形，也就同垃圾桶差不多了，焉能健康长寿。以个人的经验，喉轮与胃壁极难保持清洁，唯一的办法是少食。

心轮——神秘学者称为法轮，此轮在肚脐上四寸（人身寸）的地方，共有八脉，也像雨伞一样，向下分散。

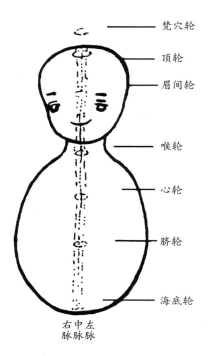

梵穴轮

顶轮

眉间轮

喉轮

心轮

脐轮

海底轮

右中左
脉脉脉

脐轮——在脐轮的地方，是神经丛的中心，由此开始，向外分散六十四根脉，中间分散达到腰的四周，往上分散达到心轮，向下分散达脚跟。

海底轮——由脐分散的脉，接到海底轮，就是男性的会阴，臀下的三角地带，女性的子宫口之上。

道家对生命的看法，男性一切生命的原动力，都在身体的下面，所以男性善立，如果两膝有力而灵活，则是健康与长寿的象征，男性年老时两腿发软，就不是好现象了。

至于女性的生命力，则在肚脐以上的部位，所以女子不善久立，而且走路摇曳生姿，就是因为下面没有力量的缘故。

梵穴轮——前六轮都在人体之中，这第七轮，却在人体之外。

在顶轮处四指之外的上方，离开了头顶，就是梵穴轮的地方，在这里，人体放射出光芒。这种说法，以前认为似乎有点荒诞不稽，但是近年的红外线摄影，已可摄到人体放光的情形，而证实了梵穴轮的可能正确性。

据说，红外线摄影，证明任何物体都可发光，植物自然也不例外，最妙的是，当我们离开了坐过的地方三小时后，红外线摄影，仍可摄到我们残留在那里的放射光。

七天的变化

前面粗浅地介绍了气脉的问题，现在谈一谈生命的入胎变化。

在卵子与精子结合，生命开始后，第一个七天，生成了督脉。上从间脑下达海底。第二个七天，生出左右两眼，此后则每七天一个变化，到了三十八个七天前后，婴儿才会出世。

这也就是七日来复的道理，后天的生命、身心的变化，都是七天一个周期。如患伤寒症的病人，七天一个变化，要经过三七二十一天才会痊愈。

你的鼻子通不通

说了半天，各种气脉问题，归根结底一句话，奇经八脉与三脉七轮是并不冲突的。三脉中之中脉，就是冲脉，而道家所谓的左青龙（主血）右白虎（主气），即三脉中之左右两脉。

前面气脉的介绍，等于陪同大家逛了一趟西藏及印度，简单地看看这些人体神秘学的陈列。但是，最要紧的是我们能知道如何调整气脉，将来有机会，也许再作专门的介绍。

如果醒时发现仅右鼻通时，就是稍有疾病的前奏，正常的人，白天左鼻通（阳），夜里右边通（阴），时间的计算是夜十一时起，到中午十一时算白天，过后则算夜间。

生命的来源问题

气脉是根据什么在生长？靠什么在变化？

是上帝的安排吗？是菩萨的旨意吗？抑是自然的现象？

这是生命来源的问题，医理本来就是玄而又玄了，再加上生命的来源，就更是玄上加玄了。

生命的来源是医理的哲学，医理学引导着医学，但哲学却引导着医理学，所以我们也不能不追索生命来源的问题了。

第六章

碧眼方瞳是神仙

上次说到三脉时，曾指出三脉的颜色，后来有许多人来问，不知这个颜色是否在人体解剖时可以看到，如果可以看到的话，那么三脉就是一种神经或器官了，怎么能说是无形呢？

现在我要郑重告诉各位，在人体解剖时，三脉是绝对看不见的，所谓的三脉颜色，是修炼气脉有成就的人，在定境中，自己反视到自己体内，所看到的颜色；中脉打通时，定境中呈现出一种蓝色等景象，道家有一句话：

碧眼方瞳是神仙。

这就是说，修道有成就时，气脉全通，两眼蓝色，眼瞳定而有力，发出方楞似的光芒。这句话并不证明，白种人的碧眼就是中脉已通，请大家不要误会，因为道家是我们中国的产物。

《易经》六十四卦与七轮

在我们说到七轮时，曾提到每轮的脉数，心轮有八脉，喉轮则加倍，为十六脉，顶轮又加倍，为三十二脉，脐轮则为六十四脉。

这些脉上下雨伞形放射交接，形成葫芦状（见下图）。

再看这些脉的数字，从八至六十四，与《易经》的八卦，演变成十六卦、三十二卦，以及六十四卦，恰好是同一原理。

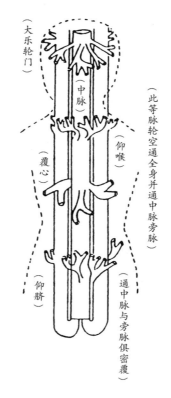

《易经》是画宇宙的现象而得，而七轮的法则，正说明了人体是一个小宇宙。

心轮的八脉，加上喉轮十六脉，加上顶轮的三十二脉，最后加上脐轮的六十四脉，一共合计得一百二十脉，配上地水火风四大类的病种，归纳出人体可能产生的疾病的类别与部位。

脈和脉

现在又说到中国奇经八脉的问题了。

"脈"字和"脉"字有没有不同？这两个字代表不同的意义。

但是中国古代的医书上，都在通用，如果从气脉的道理来讲，一定要认识清楚。

"脈"：血脈之脈，代表着血管及神经。

"脉"是气脉的意思，与血管神经有关，但并非相同。

《内经》一书中所谈到的"脈"与"脉"，有时意义是相通的，其实，有的地方是讲血脉，有的地方，却是讲气脉的问题。

西洋近代文化，也有许多谈论气脉问题的理论和书籍，有许多称之为超越的电磁波等等。

血是什么

生活在二十世纪的我们，天天听到高血压呀，验血呀，血糖呀，贫血呀，种种关于血的问题。

一个青年人，去看一个中医老先生，听到他说病人血不清的话，不免偷偷地暗自发笑，心中下了一个断语，认为中医太不科学，没有经过检查，就说什么血清不清的问题。

其实，现代的人，都是把"血"作表面的解释，认为就是血管中奔流的红色东西而已。

但是中国古代的医书上，"血"的真正含义是广泛的。

"血"包含了人体中各种的液体，除了血管中的血以外，所有的内分泌（荷尔蒙），人体内在的各种化合都包括在内，所以中医的一句血不清，可能意味着内分泌不平衡。

因此，我们先要了解中医学上"血"的含义，才能深入研究。

奇经八脉和十二经脉

奇经八脉为什么如此重要呢？

在道家的经验上来说，如果奇经八脉都畅通了，精神状况便会达到一种超越的境界，就是："精满不思淫，气满不思食，神满不思睡。"

奇经八脉如何才会打通？

在《黄帝内经》和道家的丹经里，曾作过一个比喻，在十二经脉气机充满的时候，才可能流溢分散到奇经八脉之路线中，就好像一条大河，或者水库，涨满之后，自会流到特置的沟渠之中，可是十二经脉的气机如何才能充满呢？这就要靠修持的功夫和成就了。

食气者寿

许多道书以及孔子家信上也曾说过：食气者寿。

道家的说法是：食肉者勇而悍，食谷者慧而夭，不食者神明而长寿。

许多人认为，爱吃牛肉的民族，是富于侵略性的。它是否也是根据道家的话，不得而知。而我们食五谷的人，虽然聪明智慧，难免多病而寿促，唯有不吃的人，才能长寿，那也是一件不可思议的事！

如此说来，我们还没有长寿，岂不是先就要饿死了吗？

其实，这个意思就是尽量少食而已，昨晚看见晚报上的一则科学新闻，说到西方医学对于健康长寿的新理论，第一桩就是少食，三十岁以后尤应少吃脂肪及糖之类，他们的这种少食说法，道家在千年前就已经提倡了。

可是，提到少食或不食，却并非一件简单的事，如果不知道运用气脉的原理，不食是要命的事，道家的这句话，也是在说明气脉的重要。

前十年，本人曾作赌徒式的试验，一共有二十八天不食的经历，这二十八天中只饮茶水，偶尔也吃一根香蕉。在这一次的体验中，发觉最危险的时候是第三天到第四天。

在第三天不食时，精力衰落，气力耗完的样子，一定要躺下了。此时最重要的是，心情坦然，要运用一种气功，充满胃里的气，使胃壁不会发生摩擦而出血。

过了第四天，头脑清醒，精神充沛，也许就有碧眼方瞳的意味。

但是二十八天中，意识习惯上的食欲却是仍然存在的。

中国旧式的人家，时常有人把床的四脚放在活乌龟的壳上，以取灵龟长寿的吉祥，如果注意那些乌龟，几十年不吃不喝，只是时常伸出头来吸气（也许同时吸食了空气中的小虫和微生物），灵龟会自通任脉，据说千年的灵龟，就是食气者寿的表征。

不要被八卦所困

奇经八脉中的任督在哪里？我们常看到现代的武侠小说，随处描写着任督二脉，但是中国文化史上，最早提到任督二脉的，除了黄帝的《内经》外，就是《庄子》了。

《庄子·养生主篇》中庖丁解牛的寓言，便提到："缘督以为经"，"中经首之会"。

可是《庄子》未提到任脉，有人说，《黄帝内经》实际上是战国时代的文化，那时齐国的方士们，研究道家的传统文化而编写了《内经》，这桩考据的事，不在本题讨论之内，但是它实在证明了医学发展史是很有问题的。

道家认为任督二脉等于天地间之阴阳，说到这里，我认为大家应该丢掉八卦的包袱，根据这一法则而另寻科学的途径，因为气脉与八卦的关系，是后人在唐、宋之间硬套上去的，如果中医仍停留在八卦的圈子中打转，就会变成前途有限，后患无穷了。因为学医的人精通《易经》的象数已不容易，何况象数之学与医学联姻，有对有不对的地方，不能太过牵强。

星棋遍布的八脉

看一看人体八脉图，真像天空中的星斗，难怪道家称人为一小天地了。但是，有关这一点，中医与丹道家间理论并不完全联系。

八脉的督脉和任脉，都起自会阴（即是密宗所谓的生法宫）。上至百会穴，如果八脉配合了针灸、气功、点穴、按摩，联合沟通，无疑是一门新的人体生命知识的宝藏。同时也可为医学开一新的纪元。

督脉司气的作用，影响支配着全部脊髓神经系统。

任脉司血的作用。

治疗男性的病，以督脉为重，女子则以任脉为要。

卫冲即中脉。

带脉在中间，对于女性最为重要，凡妇科的毛病，每与带脉有关。

阳跷及阴跷，阳维及阴维司人体上下部与左右肢的功能，是交叉的。

子午流注和灵龟八法的节气问题

这是针灸的两种方法，与穴道及奇经八脉有关，而用天干地支的方法再加配合。

但是现在使用这种方法是非常有问题的，如果弄错了，就很严重。

第一，就是现在所用的二十四节气，是否有了偏差？

在最初历法订定二十四气节时，却是非常准确的，中国是历法、天文发达的国家，可是天体躔度的差异，星象方位不断变化所产生的偏差，二十四节气应常作校正，但是我们的二十四节气和黄历已经有几百年没有校正了，这些节气，可能已偏了好多度，再以有问题的节气作应用的标准，岂不是偏而又偏了吗？

在埃及造金字塔的时候，当时塔中有一个洞眼，是正对着北斗星。现在从那个洞眼向外看，根本看不到北斗星。原来北斗星都偏到很远的侧方了，宇宙天体的变迁真是不可思议，历法不快点作校正，针灸再循不正确的节气来应用，真是兹事体大了。

第二，使用干支开穴的方法，对每一个患者都用同一干支规则来推算，就值得研究了。这种计算的程式，是采用唐代星命学发展以后的方法，男女老幼，定命造化的年、月、日、时，各有不同，根据《内经》原理与星命学牵涉，每个人发病及其应好应坏的时期，也各有定数。假定这个原则是对的，那么，诊断每一个人气脉和开穴，势必先要了解命理学（即星命学）才行。学医兼通命理，可能吗？有必要吗？或者并非如此？实在需要重新研究，确定其原理与法则。

第三，只凭天干加地支，不再加时支，完全不管二十四节气和干支的关系，不管空间地区，不问来人的年龄等问题，是否完全恰当，实在值得作深入的研究！

现在国际上一般人都震惊于大陆地区医学和针灸的发达。但是我看到过那些最新所整理的资料，还是不够科学，还大有问题在。原因只是他们把几千年来杂乱无章的医理和实用，归纳成一种较为具体而有系统的法则，并无合于人体生理和自然物理的新发现。

至于应用的有效，那也是根据中国古人经验的传习而来，并非是他们有了特别新的发明。我们的中西医学界，为什么不团结一致，携手合作来自求究竟呢？

以上的问题，先只提出问题的重点，等以后再作讨论。

子午卯酉

道家为了打通任脉及督脉，先从打坐开始，以十二时辰的法则，配合着气脉及八卦的形象，我们可以先看一看下图。

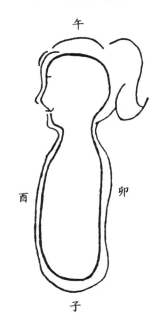

这个图表示体内任督二脉，子的位置是会阴之处，也是任督二脉的起点，上达于午，就是百会穴。

卯时，正当人体的夹脊之处。

酉时，正是人体的丹田之处。

由于要修气脉，打通气脉，以达到返老还童的境界，道家就提出了子、午、卯、酉的问题。

以后，所有修气的人，都固执于子、午、卯、酉四个时辰打坐的重要。事实上，能够每日在子午卯酉打坐，当然确有效果，那是另有原因。

道家打坐更有一种说法，就是：子午温养，卯酉沐浴。

所以有些打坐的人，依文解意，便在每天卯、酉两个时辰必定要去洗澡，而忽略了子午卯酉四字，是在解释打坐的天地法则，并非完全属于刻板的定时作用。

道家的活子时

由子午卯酉来看，"子"的部位意义极为重大，那是一个生命原动力生法之宫，气脉的发起之枢纽，所以说，这个子时是活的。

既然道家认为，人身是一个小天地，万物各有一太极，那么在本身的这个天地的系统中，也自有其自我的运行，与天地运行的法则，虽有大的关联，但也有小我的自主能力。

在季节上来说，"子"代表十一月，是一阳初生的地雷复卦。

在人的生命上来说，阳代表着阳能，在阳能发动的时候，正是所谓活的子时，并不一定要合于天地法则固定的子时。

这才是本身小天地的运行起点。

一个男婴孩，正睡在摇篮中，在他将醒未醒的一刹那，性器官忽然膨胀起来，恰为老子所谓："不知牝牡之合而朘作。"

这个婴儿既没有性欲，也不知道男女之事，这正是他阳能发起的时候，也正是他自身系统中的活子时。

一个病人，只要还有生命活力的气机存在，他也有活子时的征候。不过，不全是以性器官作标准，而是以精神衰旺的周期性来推算的。

把握住了活子时的动力，使自己身心定住不生一念，阳气才能上升，这就是道家的修炼法则。

在人类长大成熟，一阳来复之时，也就是活子时的时候，都去追逐异性而放射，如果能趁机静坐而升华，回转到督脉，及其道而行之，就成为炼精化气了。

针灸与活子时

不论针灸与点穴，都注重气脉的开合。

气脉的开闭又是随二十四节气而变化的，这是一种为时颇久的理论。

但是，我们前面已经指出，历法长久未经校正，日月星辰角度的偏差，使得旧有沿用数百年的二十四节气，发生了值得怀疑的情况。

如果按照二十四节气的天干地支针灸，或者是没有配合气候的法则，它会不会产生不良的后果，应该值得研究。

所以，针灸应在"活子时"上发展，道家的奇门遁甲学中有云：

阴阳顺逆妙难穷，

二至还乡一九宫。

若人识得阴阳理，

天地都来一掌中。

所谓二至就是冬至一阳生，夏至一阴生，一九就是后天卦的坎离二卦，也即子午的代表数字。

如果暂时丢弃了二十四节气是可以的，但是四季的重要，却要把握，春夏秋冬大气象的变化影响，是不能抛弃的。

然后再把握住个人的活子时及奇经八脉的道理，研究出一套新的针灸法则，这可能是对人类真正重要及有意义的贡献。

第七章

站在中国文化的立场上来说，目前的世界潮流趋势，我们真应该很高兴。

站在中国医药发展的立场而言，我们更应该很兴奋了。

因为针灸在麻醉效果上的功用，已震动了世界。西方讲求科学的医药界，都在热衷地研究针灸，这不是我们的光荣吗？

但是，我心中却难过万分，因为这些只是我们老祖宗的光荣，证明了我们有个了不起的祖先而已，至于我们自己又如何呢？到目前为止，实在毫无光荣可言。

我们要马上用新的方法，在理论上创新医学的基础，将一切古老的干支问题，及勉强套在医理上的《易经》八卦丢掉，医学才能进步，才会有适合时代的创造和成就。

司马迁在《史记》中就说过："尝窃观阴阳之术，大祥而众忌讳，使人拘而多所畏，然其序四时之大顺，不可失也。"

大陆也忙于整理中国的医学，整理老祖宗的东西。积极地重新估价及计算的责任，落在我们炎黄子孙的肩上。要想将中医发扬光大，是要靠海峡两岸同仁的努力了。

五星联珠

要想批判是非，首先要了解事情的本身，所以，医理的历史发展和哲学基础，一定要先弄清楚，才能谈到保存和丢弃的问题。

在座之中有些朋友，表示对五行干支及六十花甲的问题，仍太模糊，希望能再加解释，所以现在再花一点时间，来作补充的说明。

所谓五行是代表五星的辐射作用。

十天干是代表太阳系的物理系统，十二地支是地球与月亮的运行作用，天干地支是互相作用的。

干支的配合，成为六十花甲，这也是抽象的天文学。所谓抽象，意思是理论的天文学。

六十花甲成为一个段落，扩而大之，可以成为六百年、六千年。缩而小之，可以代表六十天，六十时辰。

在当时，六十花甲定为三个时期，共为一百八十年，分为上元、中元及下元。

干支的起源是黄帝时代，以黄帝即位时，定为甲子年甲子月甲子日甲子时。尧即位则为甲辰年。

据说，是黄帝命大捷造甲子，因为要以天文星象来制定历法的关系。

甲子究竟是不是黄帝时制订的，抑或是后人冒名而定，我们不作深究，重要的是，在黄帝时代的那一天，正好是天文中五星联珠的时候。

到宋代赵匡胤时代，天空星象又呈现五星联珠的状况。据说，星象在五星联珠时，在地球上的人文世界中，也象征着学问的鼎盛，所以宋代的文风极旺。根据儒家的眼光来看文化史，宋代的许多成就都是了不起的，那个时代文才人士之多，也是创纪录的。

汉代的京房先生

干支的问题到了汉代京房的手中，就起了变化。

汉代的人物与学风，在历史上是划时代的，那时不但阴阳五行，天干、地支及历法都达到了最兴盛蓬勃的时期，就连医学也是高潮和有成就的阶段。

京房，这位专精理论天文的先生，大概觉得这一切历法上的问题，诸如五行、干支等，太杂乱了，所以把它们作了一个整理，统统归纳到一起，纳入《易经》学理的系统，后人称之为纳甲。

因为汉代的医学非常昌明，阴阳家的学说也非常发达，京房先生这一套纳甲理论，也就自然而然搬进医学的领域中去了。

到了宋代邵康节，就总其成著了《皇极经世》，更为包罗万象，充分发扬了。

宋元时代的医学

现在言归正传，再来谈医学的问题。

宋、元时代的一位大医师，名叫滑寿，认为《内经》中的十二经脉，应再增加包括任督二脉，而成为十四经脉。

在宋、元时代，中医是中国史最灿烂光辉的时代，所谓子午流注及灵龟八法，都是那个时代的杰作。

当时，更有金元四大家，即四大学派，影响了元、明、清三代的医学。

在这些学派之中，有一派是以治脾、胃经为主，认为不论什么病，都应该先治理脾、胃，把胃强健起来，其他的毛病才能诊治。

另有一派是以治肾经为主，他们的理论是水火既济的道理（肾属水）。

总之，这个时代医学有所建树的原因，是因为医学融合道家学说，已经有了实际的施证成效。所以，滑寿大师才倡言道家任督二脉的重要，甚至要将任督二脉加入《内经》的十二经脉中，这也是医学的创新，是医学的发扬。

火神爷的附子汤

说到各学派治病的方法，联想到了医生见仁见智的问题。

就拿附子这味药来说吧！许多医生与病人，不敢轻易使用这味药，因为它的毒气颇重，一不小心就会闹出人命。

在抗战时到达四川后，遇见了一位有名的中医，外号叫火神爷。

这位火神爷家中常年不断地煮着一大锅附子汤，谁都可以喝上一碗。

对于这一桩医案，我内心常感不解，到了峨眉山，才因庙中僧人喝附子汤而有所契悟。

原来峨眉中峰大坪寺的开山祖师，当年初建山上寺庙时，受过许多困苦，在他饥寒交迫时，常在山中采集乌头来吃，乌头也就是附子。后来山上的僧众相沿成习，每年规定一日，全体僧人停食，只喝附子汤，以纪念开山祖师的艰苦奋斗。

当大家喝附子汤的这日子来临时，附子早已入锅煮一昼夜又多了，所以大家年年都喝附子汤，但也没有死过一个人，于是我才恍然大悟：经过久煮的附子，可能毒性早已挥发殆尽，剩下的是增加热能的成分了，难怪火神爷家的附子汤大锅，也是日夜不停地在沸腾着。

当然，这是属于药物学及化学的范围，我们只能提起注意，这一切都正待进一步科学的研究才是中医学的正途。

一天呼吸多少次

《内经》及《难经》上说：一吸走脉三寸，一呼又走三寸。

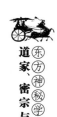
道家、密宗与东方神秘学

南怀瑾

一呼一吸为一息，一息之间，脉走六寸。一昼夜，人呼吸一万三千五百息，脉走五十度。

每二百七十息时，脉走三十六丈二尺。

一昼夜，脉共走八百一十丈。

漏水下百刻，阴阳走二十五度。

我们看了这些寸、度、丈、息，没有人不糊涂，更不知道这种度量衡是什么标准。

暂且置之不理，再来看一看西方的科学计算，这也许是我们能够了解的。

每分钟每人平均呼吸十八次。

普通人脉搏的跳动，每分钟平均七十五次。

二十四小时呼吸二万五千九百二十次。

太阳经过二万五千九百二十年，完成一次周期轮转。我们先把中西两方面作一个比较来看。

《内经》观点：二十四小时呼吸二万七千次。

西方观点：二十四小时呼吸二万五千九百二十次。

相差约一千次，也许男女有别，或者今古人体力也有差别，那么这个相差数字等于并不存在。

再看西方说法中的一点，认为人的一昼夜呼吸，与太阳的周期轮转是一样的数字。

这意味着什么？

这证明了道家的学说，认为人体是一个小宇宙，将一昼夜的周期扩而大之，就是太阳的运行周期。

由此看来，中西的论调是不谋而合的。也可以说，既然是真理，外国话也好，中国话也好，说的都是一个东西。

所以，中西的文化是可以沟通的，其实，它们本来也就是沟通的。

一九七二年四月份的《人文世界杂志》上，登载了一篇翻译的文章，题目是《月亮与疾病》，这虽是一篇外国的文章，但我深深相信，这个理论是由中国道家的学说中转输到西方的，因为对这方面的知识，我们中国的道家实在早已有了。

两个宇宙

说来说去，又要回到气脉的问题。

学医的人，不但要懂气脉，更要懂神秘学。

比如说，干支与潮汐有关，这是因为月亮影响着潮汐，如果我们再仔细注意一下，就会发现同样的日子，同样的干支，但在浙江与广东、东北与福建潮汐的时间仍有差别。因此，把这些有时间差别的干支，刻板地应用到人体上，是绝对有问题的。

况且，人与人各有不同，也可以说，每人自成一个自己的法则与天地，把这些不同的人和不同的法则都套入宇宙的大法则中，岂有不发生偏差的道理！

这里勉强套用《易经》八卦，来对付全体病人的理论，正是中医的一大缺点。他们总认为如不搬出《易经》八卦和天干地支，好像中医就没有理论根据似的。

点穴和气脉

为什么在谈医理的时候，提到武林拳术的点穴之道呢？

原来点穴是与气脉有关系的。

点穴起于宋、元，在那个时期以前，是没有点穴这桩事的，这一点已足以说明点穴是与奇经八脉的针灸有关的事了。

道家与医学的观点，认为气血的运行，以气为主。

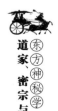

而气血的运行，与时间和人体部位，都有着极密切的关联。

针灸也是依照气脉运行的时间及部位而配合，所以说针灸与点穴，相互间也是有关联的。不过，点穴的计时，却自成一个系统罢了。

点穴所讲求的气血流注，与针灸的子午流注和灵龟八法，是相同的道理，点穴的道理大可供针灸替代麻醉方面的参考，下面是关于点穴的口诀，有关气血运行时位：

> 欲知气血注何经，子胆丑肝肺至寅。
>
> 大肠胃主卯辰真，脾巳心午未小肠。
>
> 若问膀胱肾络焦，申酉戌亥是本根。
>
> 子踝丑腰寅在目，卯面辰头巳手足。
>
> 午胸未腹申心中，酉脾戌头亥踝绩。
>
> （地支）
>
> 甲头乙喉丙到肩，丁心戊腹己背连。
>
> 庚辛膝部正当位，壬胸癸足总相连。
>
> （天干）

气脉穴道的求证

许多人都在怀疑，气脉既然是解剖学上看不见的东西，从前的道家与医家，怎么会发现并且证明它的确有其事呢？

说到这里，就不能不谈到一位残酷的帝王了。

南朝宋废帝是个好奇心很重，秉性又极端残酷的皇帝。有一天，他指着一个孕妇，考问两位医生，要他们说胎中的婴儿是男是女。

一个医生说是一个男婴，另一个医生说是双胞胎。

121

为了证明谁对谁错，废帝竟然不能等到孕妇十月临盆，立刻下令用针穴法，使孕妇流产。

流产的婴儿，果然是双胞胎，废帝认为另一位判断不准的医生，医术不高明，加以刑罚。

宋废帝一下子害了三条命，真是残酷到了极点，不过由这件事可以证明，穴道及气脉的真实性。

事实上，在废帝以前，气脉的研究和证明都已存在了，那时是利用犯人，在他们活着时作解剖，在生命仍然存在的时候，看到气脉的运行。

元初的宰相耶律楚材，是个精通道家、佛家以及一切学问的人，他也曾在战场上，将垂死的人，作气脉的研究，那是出于战士的要求，渴望早死的情形下而作的，并不是像废帝那样的残忍无道。中国古代穴道图的铜人，实际完成在元代。

所以，气脉与穴道的学问，是在真正的"生"理学上完成实验的工作。不像近代的医学，是在人死后才作解剖，这种近代的生理学，实在可以说是死理学。

再说活子时

我们在前面已经谈过，二十四气节的偏差问题，所以用宇宙法则来作医治的准绳，是值得重新商榷的，天干地支与地区的偏差也是一个问题，所以先要把八卦与干支请出医学的范围。

如果采用每人自身小天地的法则，来作医疗的话，医生必须要懂得阴阳五行，与病人的八字。换言之，医生要会算命，先算了病人的命，才能再诊断下药。

这个方法似乎也是难以办到的事。

只有探用道家活子时的学理，方能创造中医的新境界。

人身既可以脱离宇宙的法则，则活子时的方法，正是以病人为主，利用自身气脉的运行而对症治疗。

中国古老的拔火罐的方法，是由"砭"治中脱胎而来，现在正被日本改进使用，称为净血治疗、真空治疗。这种方法，如配合了穴道及针灸，一定也可以在治疗上迈进新境界。

道家与医学的配合，实在非常伟大，道家云：

> 日出没，比精神之衰旺。
> 月盈亏，比气血之盛衰。

把握了这个原则，尽可大胆采用活子时的法则了。

当然，要发扬这个法则，还需要大家集思广益去努力，而且必须要在道家与密宗的气脉之学中寻求其原理。

第八章

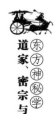

提到中国文化的问题，往往会发现，古老登峰造极的杰作，不是黄帝就是伏羲。总之，都是托古人之名以显出学问的价值。这种情况与今日的社会恰恰相反，今日的许多著作和我们一样，都是文抄公，东抄古人，西抄今人，凑起来就是自己的著作了。

黄帝的《内经》，实际上是许多人的心血，许多人研究成就的集锦。虽然是托了黄帝之名，但是其成就却是不容忽视的。

话虽如此，《黄帝内经》所涉及的医理哲学问题，仍然有许多值得怀疑及重新估价的地方，甚至可以说，基本上是有些问题的。

你听过精神讲话吗

精神讲话，是我们现代教育上的专有名词，本人也曾经搞过精神讲话的课目。

黄帝的《内经》中，也谈到了"精神魂魄"这四个字。

这个精神到底是什么呢？难道是精神讲话的精神？

什么是精？什么是神？

什么是魂？什么是魄？

在《内经》中，这些名词都另有定义。但是根据《内经》的说法，我们也不能给精神下个具体的定义，更难将魂魄作一个明确的注解。

在《内经》中，我们可以了解：五脏属阴，是藏精气神的地

124

方；六腑属阳，藏质体的所在。

但是精神究竟是什么，仍然无法得知，只好借用老子的话，"恍兮惚兮"。

中国古代医理的形而上学，是唯心的，是属于天人合一，本体论的范围。《内经》是偏重于形而下的应用，所以对形而上与精神魂魄问题，无法有圆满解说，结果就变成"恍兮惚兮"了。

如果发展形而上的基本研究，医学可以达到一种伟大的新境界。就是由自我心理治疗，进而超越生理现象，这才是基本的重要问题。

王羲之写上药三品精、气、神

道家有一本重要的书，名叫《黄庭经》。

晋朝的王羲之，是有名的书法大家，他曾亲写《黄庭经》，可见《黄庭经》在人心目中的分量。

《黄庭经》内提到了上药三品，就是精、气、神。

究竟什么是精气神？什么是精？什么是气？什么又是神？这个精又到底是不是精神的精呢？

这似乎愈说愈复杂了，就好像奇经八脉中的气血问题，也是语焉不详，互相借用，怪只怪那时候的字汇太少了，因此显得暧昧不明。

如果用今天的复杂词汇，勉强借来描写一下，那么所谓的"精气神"就好像现在人们心中的"光热力"。

把一个死去的人作解剖，既无精，又无气，更无神。当然光、热、力也不存在。

所谓气，是一种生命能。

所谓精，是一种生命力。

所谓神，就是一种生命之光了。

但请大家千万不要误会，这种说法只不过是一种比喻的解释，使我们比较接近明了而已。

阴阳怪气

在医书上说，五脏属阴，但阴中却有一点真阳，这个阴中之阳，就是"心""火"。

六腑是阳，同样的，在阳中也有一点真阴，这个阴就是"肾""水"。

所以道家的书上说，男人是阴，其中只有一点是至阳之气，女人是阳，其中有一点至阴之精。

这是乾卦初爻变阴成为姤卦，以及坤卦初爻变阳成为复卦的原理。

道家以离卦☲为心，以坎卦☵为肾。

离中虚，坎中满，以坎中之阳，填离中之虚，变为纯阳。

这样又说了许多，阴阴阳阳，阳而阴，阴中阳，把人搞得糊糊涂涂，简直莫名其妙到了极点。

但是不论谁阴谁阳，只要把握到一点，一阳来复的道理，贯通精气神治疗法则就行了，道家药物学中的水火丸、坎离丹，也都是这个道理。

肾是不是腰子

去看中医的时候，往往会听到"肾亏"啦！要补一补"肾"才行啦！使病人联想到猪肉架上挂的一对腰子。

炒腰花真好吃，这一对腰花，正是生理解剖上所说的肾脏。

但是中医与道家所说的"肾"，绝对不单是指那一对腰子。

中医的"肾"是指人体的副肾、分泌腺、性神经、以及丹田内外与下部机能有关的总称。

如果将"肾"比腰子，那真是一错三千里了。

心在何处

摸一下自己胸膛的左边，噗通噗通地在跳，这不正是我们跳动的心房吗！

电视上一位美丽的歌星在唱了：

"我的心里只有你没有他……"

这个只有你没有他的"心"，是不是刚才噗通噗通在跳的那个"心"呢？

当然不是，这一点我们都知道。

所以道与医的"心"好像表示的是思想，古人所谓的"心"能思想，也就是"思想"和能思想的意思。

一个人思想多了会心痛，受感动了心也会痛。

这却并不是真的"心"在痛，而是胃的上部一点的地方，"任脉"的位置，"膻中"受了气的震动，而脉在动了，使你觉得心痛，证明思想也影响着心脏的。

你常失眠吗

一个人太多思虑的话，上火。

一个人太用脑筋的话，胃出毛病。

思想影响了心脏，心属火，所以上火。胃是土，火太多，后援不继，消耗了土，所以胃出毛病。这也是西方医学承认的原理。

太劳累了，肾亏，而造成心肾不交的状况，就是心的活动能力，与肾的活动能力，都在衰竭，而不能互通联系，发生中断现象，这就是心肾不交。

年纪大了，多忧虑，体力差，就容易变成心肾不交的状态，心肾不交就会失眠。

看见那些年轻人，既不会忧愁明天的事，体力又充沛之极，心肾常交，当然就贪睡了。

年轻人多愁善感，当然也会造成心肾不交。

心肾不交，要用坎水来解，才能达到水火既济的状态。

那么什么又是坎水呢？

如果能将思想及精神，放在绝对安静与平稳的状态，就是坎水发生的意思，这是道家的理论。

神秘的间脑

前几次提到的任督二脉，虽然是无形的气脉，但是仍有其所循的途径。

督脉从子午卯酉图上的子处开始，也是人身的下部海底，经过背部上达间脑，再到上口腔。

任脉由舌尖开始下行，经胸腹至下部，与督脉会。

如此来看，督脉等于是脊髓神经的系统，而任脉则为自律神经的系统。任督二脉与十二经脉的道理并不一样。

督脉所通达的间脑，许多神秘学派对它有极高的评价，认为保持人类的青春，纯是间脑的作用。

有些学派又说，间脑是与人类的神通有关的，如果间脑的气脉打通了，可以听人所听不到的，看人所看不见的。

总之，间脑是在督脉上通时所达到的地方，气脉能够影响到它的作用。

再谈活子时

道家所谓的后天生命是从"子"时开始，懂得了精气神的道理，能够灵活运用个人的活子时，则把握自己的健康是绝对没有问题的。这一点几乎可以绝对保证。

你以为知道了活子时就可以容易地握住了吗？

如果你真如此想，那就未免太轻率了，因为把握活子时是极难的一桩功夫。

基本的困难在于我们难于控制自己的心念，在前面提到坎水时，曾经提到平静心念，但是心念是最难平静的一件事，不能平静心念，如何在活子时上努力呢！

道家的"练精化气，练气化神，练神还虚"这一套功夫，说要十二三年完成，事实上二十年也没有人完成，基本的原因，是我们的心猿意马，不能平静下来。

找你自己的活子时

把握活子时诚属不易。先说一说活子时在什么时候，让我们都找到自己的活子时再说。

如果是个幼儿，很容易看到，我们前面已提到过，当他的性器官膨胀时，就是活子时外露的现象。那时如果测验一下他的脑波，一定会有不同的变化。

如果是青年人，在活子时，一定向异性情爱方面发展。这些都是容易知道的。那时，不把握活子时的生命力，来震动任督的气脉上升，生命力即转进入十二经脉，化成后天的欲了。

但是一个老年人，他们已经没有性的冲动，难道就没有活子时了吗？

只要一息尚存，每个人都有自己的活子时的，当一个老人，在将醒未醒的一刻，似乎要睁开眼睛时，那正是他的活子时。

在这个时候，不要睁眼，继续保持那朦胧混沌的恍恍惚惚的状态，好似焖了一锅红烧肉，再多焖一会儿，那个肉味就会更浓厚了。

这就是把握老年人活子时的方法，老朋友们，快点试一试吧！

午时茶

当我们疲劳不堪，气脉不通，头昏脑涨，昏昏沉沉的时候，顶好喝碗午时茶（并非中药店里制成的午时茶）。

人到了"午"时，正是"子"时的对方，处于和"子"时相反的状态。

这也是夏至一阴生，生命到了衰败的时候。

在这个时候，千万要注意温养，不可强迫自己再坚持五分钟，也许不到五分钟，拉满的弦该就会断了。

所谓温养，就是保持的意思。子午温养，卯酉沐浴。

《庄子》所说斋心，就是沐浴的意思，是把心境洗清，把心中的杂念洗净。

中年以上的人都已到了"午"时，要赶快从"午"起修，先修回"子"时。

从抽象的理论来讲，等于说从形而上开始，修到形而下，不像年轻人，是从形而下开始，修向形而上。

老年人的五反和养生

老年人如何恢复他们的生命力呢？

有人说，老年人与普通人相比，有五种相反的情况：

（1）睡在床上睡不着，坐在椅子上反而睡着了。

（2）哭时没有眼泪，笑时眼泪出来了。

（3）大声说话听不见，小声骂他时倒听见了。

（4）年代愈久的事愈记得清，昨天的事反而记不住。

（5）性行为的能力没有了，情爱的欲望反而高。

不要以为，人到了老年，恢复生命力就没有希望了，这是绝对不确实的。

老年人可以从注意间脑部分着手引发，如果脑下垂体没有萎缩，内分泌仍可照常，则从打坐开启活子时的努力，希望仍是很大的。

说起打坐来，使我们想到一幅名画，画的是一个老和尚在打坐。那个打坐的老和尚，勾着头，驼着背，一幅似坐似睡的飘飘然状态，实在艺术极了。

可是真的打坐，如果弄成这个样子就惨了。

打坐的正确姿态是正直而自然松弛的，就是我们平常坐着的姿势，也要正直，才能使间脑得到休息。

如何学通奇经八脉及十二经脉

要解答这个问题，实在有点困难。学气脉的人，总离不了看图、看书。但书能看得懂吗？的确不太容易。

古代的大医师是如何学通的呢？

原来他们都先在道家的学问中求证，个个都是懂道的人物，然后再以自己作为实验的对象，经过一段摸索实证，对医术才有把握。

说到古代道学的试验，对女性来说却是欠缺的，一切道书及医书，都是以男性为目标，这也是男性中心社会的缺点。

为此，我们探索这些学识时，要特别注意女性的问题，女性是由任脉开始的，不像男性是以督脉开始。女性气脉由任脉向头面上行。

学习了解气脉的人，在学习体验过程中，可以感觉到自己气脉的流通，如果一连工作几天没有睡觉，自会感到头昏脑涨，不能支持，这时如能按摩督脉，使气下行，再导引至下肢，头胀立刻消失。

或者采用观想的方法，假想气脉倒转逆行，二十四或三十六圈后，人也可以宁静下来了。

学剑不成，看花

说了许多的道话及医话，使我想起少年时代的一桩事，那时我们看到了许多剑仙侠客的故事，一心想学剑。

后来听说杭州西湖城隍山有一个道人是剑仙，就万分决心地去求道学剑了。经过多次拜访，终于见到了这位仙风道骨的长者。

但是他不承认有道，更不承认是剑仙，又经过许久的谈话，他对我说：欲要学剑，先回家去练手腕劈刺一百天，练好后再在一间黑屋中，点一支香，用手执剑用腕力将香劈开成两片，香头不熄，然后再……

听他如此说来，心想劈一辈子，也不一定能学会剑，至于剑仙，更加当不成了，只好放弃不学。

道人反问会不会看花，当然会看，这不是多余一问吗？

"不然"，道人说，"普通人看花，聚精会神，将自己的精气神，都倾泻到花上去了，会看花的人，只是半虚着眼，似似乎乎的，反将花的精气神，吸收到自己身中来了。"

吸收了一切的植物花草的生力，借着练神成气，还精返本，这就是道人语重心长的修道法。

朋友们，快学看花吧！

第九章

上次我们讲到精气神的问题，精气神与奇经八脉有关，年纪大的人，可以用这种方法达到自救、健康、返老还童的状态。

关于这方面，我们又要提到道家的修法。

人老原来有药医

宋明时代有两位道家的权威，宋代的张紫阳，元末明初的张三丰。另有一位是张三丰，字音相同，但张三丰在丹道和太极拳上有伟大的成就，并且有一系列《无根树》词的名作。

中国有历史性两个最大的道家寺院，一为北京的白云观，一为四川成都的青羊宫。

青羊宫有张三丰亲自写的《无根树》词之石碑，字体都作圆形，别有仙气，事实上那是否真为张三丰所写，当然无法考证，不过《无根树》词确实为道家修炼的方法，其中涉及老人的修法如下：

> 无根树，花正微，树老重新接嫩枝。
>
> 梅寄柳，桑接梨，传与修真作样儿。
>
> 自古神仙栽接法，人老原来有药医。

许多左道旁门，不深究此词的真意，都将这阕词的意思，解释

133

为男女双修，这是很错误的。

人老了等于树老了，所谓用栽接法恢复活力，是借着宇宙间其他的力量，来培养衰微的活力，而达到充实自己生命力的目的。

这就是所谓精气神的利用，也就是利用宇宙间的光能，将神转回为气。

如何借花修我

上次我们曾经提到看花的故事。

不要以为这是一个笑话，实际上也是树老重新接嫩枝的意思。

一个人在看花的时候，将眼中的光能，向后脑收回，这种力量，可以刺激脑下垂体的均衡。

保持着这种均衡休息的状态，一个人可以感觉到自己的呼吸渐渐由粗而细，最后达到似乎停止的状态。

这时，抓住了活子时，也就可达一阳来复之境，自身生命的元气，就在发动了。

所谓"梅寄柳"、"桑接梨"，也就是由宇宙间借来的一种力量，制造成了活子时的生命生发之力。

近代的医学证明，肾上腺、性腺荷尔蒙与精有关联，但与脑下垂体也有绝对的关系。

借用宇宙的光能，燃起了自己生命的活力，这不就是栽接法吗？

《庄子》的"与天地精神相往来"，正是这个道理。

所以，何必斤斤计较于看花呢？

看树、看草、看虚无的天空，甚至看一堆牛粪，不都是借以接到天地间的光能吗？

重要的关键不是看什么东西，而是怎么样看才能收到栽接的

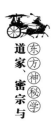

道家、密宗与东方神秘学

南怀瑾

效果。

光、神与灵魂

借着天地间的光能，可以引发一个人的活子时，这个光能，具有特殊意义，与精气神的"神"也有着密切的关系。

《黄庭》、《内经》中关于"神"的问题，绝不是宗教上的神。

目前的西方医学，都致力在研究，如何用光能来治疗疾病。

但是所谓"神"的问题，却仍在灵魂学及神秘学的范围之中打转。

如果有一天，西方灵魂学的研究，能借科学试验而得到成功与证实，则科学也将进入新的纪元。

那一天如果到来，哲学以及所谓各派宗教的定义，也必将面临重新改写的局势。

超越的冥想治疗

大家看到美国的报纸杂志，常常刊载美国人对静坐的研究及狂热。

在美国大行其道的静坐，称为超越的冥想，这是瑜伽的静坐方法。

这种超越的冥想，科学上已有证明，能使人消耗氧气量下降，所以，要进入太空的话，学学静坐是很有用的。

超越的冥想应用到医学上，就是所谓的冬眠治疗。

在医生发现一切的医药对某个病人都无效时，冬眠治疗则被用来治疗病人。

所谓冬眠治疗，是将这个病人推入一间特定的冬眠治疗房间，为期三天或更多天，进入这间房间后，病人即进入冬眠了。

其实关于气功治病，以及所谓冬眠治疗，都是中国道家的东西，如果再与针灸配合发展，前途不可限量。

头和神

人的身体分为三部，分别代表了精气神。

神的主要在头部，气的主要在胸部，精的主要在下部。

按照《无根树》的说法，人是无根的。

人真是无根吗？不，人的根在上面，在人身所代表的，脑部是神，人的根却从脑部上行，入于虚空。

所以人的根是在虚空之中，也是神识的根。

在针灸的原理上来说，头为诸阳之首，是最重要的地方，也代表了"神"。

两条腿的重要

人体的下肢多么伟大，真是不可想象。

婴儿睡在摇篮里，不停地在举着他的两腿，左右上下地摇动着，像舞蹈一样，但却从来不知道累。

《内经》中提到，婴儿的气是在两腿。

人到了中年，两腿的力量就减弱了，腿的活动也无形中减少了，喜欢坐在沙发上，常常休息自己的两腿。

到了老年，更不堪设想，坐在沙发还不够，两条腿还要翘在桌子上才行，因为人体是从脚下面开始衰老的，人的死也是逐渐进行的，由脚开始而上行。

在佛教的唯识理论中，谈到了"识"、"暖"、"寿"是一体的，人体的冷触一旦开始，渐渐就变为麻痹。

所以，一个人的两腿无力，就是衰老的开始，换言之，如果一个老人，两腿依然发暖，两腿仍然有力，就证明是长寿的现象。

鬼神的气魄

孔子在《易经·系传》中说："精气为物，游魂为变，是故知鬼神之情状。"

关于魂魄的问题，我们常听到人们在说：某人有没有魄力，某人气魄够不够大！

这不是有活力与否的意思吗？其中含有气与精的要点与因素。

再由一个"鬼"字来说，一切由"田"字开始。

从田向下发展，上面戴上歪帽就是一个鬼字。

中国字的神字是从一开始，一为天，一之上加一，下面垂象三画就是象征天象的垂示。右加上下通达的申字，便是神字，神表示上下通达之意。

这就是说，依据天象的垂示，通达上下左右是为神。

在人的活力充满时为之"气"，气动则变为"神"。

用"神"的方法，呼吸往来，使身体充满了气，气是生命之能，就能转化为神了。

浩然之气

大家都知道孟子的话：养我浩然之气。

古来谈养气的人真是不少，庄子、列子，都谈过养气，庄子所说的，人能养气，成为真人，等于说，不懂养气的人都是假人，至少是白活了。

夜气是什么？那正是子时，一阳来复的时候，夜静如水，那时的宇宙浩然之气，充满在天地之间，对养气的人来说，多么的

137

重要。

有经验的人，可以借着鼻子的嗅觉，判断时间的变化，譬如说，在古时夜里行路，没有钟表，有些人可以努力嗅一下空气，便知道是什么时刻。

因为天地的变化，反应在气的味道上，自有其共同之处。

大鼻孔的好处

看相的书上有一句话，鼻孔大见孙不见子。

这就是说，鼻孔大的人长寿，往往活得比儿子还久，所以见孙不见子。

鼻孔大小是与气有关的，瑜伽术中有特别训练鼻孔者，就是训练气功的道理。

在训练气的进出时，注意吸气的时候要细、要长、要慢，小腹收缩，这时气都进入了十二经脉。

出气时要快、要急、要猛。

普通训练的方法，是上半天作左鼻呼吸，下半天作右鼻呼吸，用手指按住另一鼻孔。

久之用丹田呼吸，自己可以体会到针灸的穴道地位。

这里所谈瑜伽的练气及气功的练气，都是空气之气，并非精气神之气。

气功治疗肺病的方法

现在的肺病已不是难题了，药的种类太多，治疗的方法更多。

但是在以往的岁月里，肺病是麻烦的事，这里介绍的一个气功治疗，曾经治愈了不少的肺病患者。

将右手握拳，大拇指竖起，放在背后两肩胛骨下端的高度，在脊骨中心点。

左手握拳平置肚脐上。

这时开始用鼻孔的肌肉闻气，闻之有声，就好像闻到一样好吃的菜，要多闻一下似的。

这样闻气，一连六次，再口吐"呸"音，将气呼出。

如此继续作下去，一连三十六次（六吸一呸为一次），即浑身通畅，甚至汗出。

如果原来呼吸不畅通的人，经过三十六次的呼吸练习，即得鼻孔畅通无碍。

如果是肺病患者，不能以站立的姿态来作气功的话，可以躺在床上试作，效果也是一样的。

精的困惑

在中国上古的时候，所重视的是"神"，中古时代，所重视的是"气"，而在宋元以后，最重视的是"精"。

不幸的是，宋元以后所讲的精，却违反了原来的意义，而成为男子之精液及女子的卵子，使精的含义变为狭义而且表面化了。

宋以后的说法：

四象五行皆借土，

九宫八卦不离壬。

实际上，精血包括了荷尔蒙及维他命的内分泌系统，精从脚下生，脚下涌泉穴通会阴穴（又称虚危穴，是星座名）是开始精的生发部位。

由下向上，到了海底穴，是生命能的基点，这个基点，多数人一生未能发动，如果能够发动的话，绝对可返老还童，而且海底之气发动后，人可以经常保持愉快，碰见不愉快的事情也不受影响。

这是生命的单元，与宇宙的法则相同。

第三部分

道家学术思想与佛家密宗文化

道家神仙修炼的学术思想

　　道家的学术，渊源于上古文化的"隐士"思想，而变为战国、秦、汉之间的"方士"，复由秦、汉、魏、晋以后的神仙，再变为道教的道士，到了唐、宋以后，便称为"炼师"。这一系列的学术思想，从表面看来，有了几个阶段的改变，而在实质上，却是一脉相承，并无多大的变更，只有循历史文化发展的途径，吸收其他外来的学术方法，扩而充之而已。道家学术思想的中心，便建筑在这一系列修炼的方法上，道教因袭道家的内容，也就是用这一系列的学术思想做根基。现在让我们做综合性的介绍，便可稍知举世所认为神秘难测的道家，它的葫芦里究竟卖的是什么药？

　　（1）道家与道教对于人生意义的估价：我们在平常，只知道中国文化，代表儒家的孔、孟学术，尽量在阐扬人文道德的思想，提倡以人文为本位，构成五经六艺人文哲学思想的体系。但是忘记了，由上古历史文化的传统，与五经学系的关系，及诸子百家散佚保留着。我们祖先留给后代子孙的人生科学的学术思想，被任意随便抛散，实在非常遗憾。

　　大家都知道，古今中外的哲学，都在研究宇宙人生的问题，想在其中求得使人类得到永久平安的对策。然而，哲学思想正如宗教信仰一样，都是基于对人生的悲观，对世界的缺憾而发出，虽然哲学与宗教一样，也都为现实人生，与现实世界问题而努力，可是它的最终要求，与最高目的，大体都是为了研究生死问题。尤其在宗教思想上，正如一般人所说，都为死的问题做工作，鄙弃人生，而否定现实，果然他们也在尽力善化人生，美化现实，但它的目的，仍然是把现实人生努力的成果，作为死后灵魂超脱的资本。换言之，宗教与哲学，大致都站在死与灭亡的一边喊话，呼唤灵魂的升华。只有中国文化，根据《易经》学系的思想，与这种精神，大有不同之处。因为生与死，存在与灭亡，只是两种互相对待的现象，等于一根棒的两端，也犹如早晨与夜晚。如果站在日薄崦嵫、黄昏衰草的一方，看到那"白日依山尽，黄河入海流"的情景，一切只有过去，没有未来，实在充满了无限凄凉的悲感。然而，站在晨朝的东方，"楼观沧海日，门对浙江潮"的一面，看到那"野火烧不尽，春风吹又生"的生命源头，永远会有明天，永远有无尽的未来，实在给予人们有无比的生气，无穷的远景。中国文化《易经》学系的思想，便是从生的一端，观看宇宙万有和人生，因此而建立"生生不已之谓易"的观念。

上古两大文化的主流，道家与儒家，便从这个生命无穷的哲学基础上出发，认为人本生命的价值与人类智慧的功能，对于缺憾的天地，悲苦的人生，生死的生命，都可以弥补天地物理的缺憾。于是，便确立人生的目的与价值，是有"参赞天地之化育"的功能。换言之，人，这个生物，有无穷的潜能，如果自己把它发掘出来，就可以弥补天地万有的缺憾。道家的学术思想，基于这种观念而出发，认为人的生命，本来便可与"天地同休（龄），日月同寿（命）"，而且还可以控制天地，操纵物理。可是为什么不能发挥这种潜能？为什么自己做不到呢？①由于人类自己不能认识生命的根源，被外物所蒙蔽，被七情六欲所扰乱，随时随地自己制造麻烦，自己减灭寿命。②由于不知道延续补充的原理，只知道减少的消耗，不知道增加的妙用，到了战国时期，因为时衰世乱的刺激，因为自由讲学风气的盛行，因为民间研究学术思想，渐为上流社会所重视，于是燕、齐之间，笃信这种思想观念的方士们，有的从天文物理、地球物理的研究，认为人身生命的规律，是与天地运行不息的规律相同的，便建立一种养生的原则和方法。在这种方法的总则之下，有的做物理、生理的研究，有的做化学药物的研究，有的做锻炼精神、颐养神气的研究，有的做祭祀、祈祷、净化思想信仰的研究，花样百出，各执一端。可是，这只是举出他们对于人生修养的方术观念而言，他们从这种方术观念出发，至于立身处世，用在对人对事的观点，也各有一套思想和理论，就构成诸子百家异同的学说了。我们姑且不管这种绝对而崇高的现实理想，是否真能做到，至少，这种对于人生价值，与生命具有大功能的观念和理论，实在在世界文化思想史中是史无前例的，只有中国一家——道家首倡其说。过去中国医学的理论基础，完全由道家这种学术思想而来。因此，在魏、晋以后，医家不通《易经》、《内经》、《难经》与道家学术的，便在医理学上，大有欠缺了。

（2）方士思想的影响：春秋、战国时期，这种新兴流行的"方士"思想，在只知穷经读书的学者，除了坐以论道，讨论人文的思想以外，完全缺乏科学兴趣，不加重视。甚至，笑为荒谬不经，一概鄙弃，而在通人达士的上流人士，也与愚夫愚妇一样，便多多少少受其影响。于是，当时流行的"养神"、"服气"、"饵药"、"祀祷"等风气，便逐渐普及，等于这个科学时代，不管懂不懂科学，原子冰淇淋、原子理发，也随科学的风气，随口乱喊一气，尤其如美国，科学的幻想小说，犹如《封神榜》一样流行。现在我们只把当时道家方士思想有关的著名学说，分类举例加以说明：

（一）养神论者的理论方法：当然首推老子。例如老子所说养神论的原则便有："谷神不死，是谓玄牝，玄牝之门，是为天地根。

绵绵若存，用之不勤。"老子讲出这个谷神，后世有些旁门左道的道士与炼师们，便把它生拉活扯到医学的范围，弄到身体的生理上去，认为这个"谷"字，便是"穀"字，穀神，一种解说是脾胃的神（道士们称它叫中宫的部分），一种解说是穀道（大肠与肾脏的衔接处），于是便忍屁不放，紧撮穀道，认为便是合了老子的道法，修炼"谷神"的妙术。其实，老子所谓的"谷神"，只要细读《老子》的"致虚极，守静笃"的道理，便可知道他所说的："夫物芸芸，各归其根，归根曰静，静曰复命"的方法论，便是"谷神"的注解了。能把心神宁谧，静到如山谷的空旷虚无，便可体会到"空谷传音，虚堂习听"、"绵绵若存"的境界了。魏、晋、隋、唐以后，道家"存神养性"的方法，配合道家医学的《内经》，与道教所造的《黄庭经》，就又产生"内视返照"、"长生久视"的理论。所以"内视"与守肚脐眼的方法，都是后世道家修炼的事，并非禅宗的术语，如果有人弄错了，应当注意。

　　那么，道家所说的神，究竟又是什么呢？这在战国时期的子书中，存有很多同异的说法，姑且举几个例子来说明。《易经·系传》："神无方，而易无体。"后来司马谈《论六家要旨》中说："凡人所生者神也，所托者形也。""神者，生之本也。形者，生之具也。"司马迁在《律书》中，更加发挥地说："神使气，气就形。""非有圣人以乘聪明，孰能存天地之神，而成形之情哉！"司马氏父子所说的形神问题，与《黄帝内经·太素本神论篇》中，岐伯所说的形神论，原则一致，如："形乎形，目冥冥，问其所痛，索之于经，慧然在前，按之不得，复不知其情，故曰形。"又："神乎神，不耳闻，目明，心开，为志先。慧然独悟，口弗能言，俱见独见，适若昏，昭然独明。若风吹云，故曰神。"这些有关道家思想所说的神，都不是宗教性质所谓的神，而且这些神的理论，是科学的，也不是纯粹哲学的，但是它不是物理的唯物思想，它是神能驭物，作为生命根源心物一元的思想。到了道教《黄庭经》的手里，这种原始道家生命的神论，便被它穿上道袍法服，绘上鬼神的脸谱，站在人身五脏六腑、四肢百骸的每一穴道里去了。于是，依照《黄庭经》思想的观念，我们这个生理的身体，简直成了一个神的神秘世界。如果用它来解释儒家思想、《大学》、《中庸》戒慎恐惧的理论，培养诚敬的心志，倒是最好的注解，倘使从纯粹道家原始科学思想的观念看来，这种贯串生理与宗教性质的学问，实在为世界宗教思想史上独一无二的境界，在此不及细说。

（二）养气与炼气论者的先声：在周穆王之后，到东周开始，至于春秋期间，道家方士们的修养方法，是偏于养神的。到了战国时期，因为医药的进步，药饵、炼丹的方术盛行，因此道家修炼的方法，从专门主张养神的阶段，便进入兼修"形神俱妙"，偏重服气、炼气的阶段了。在这个时期，为道家代表者的庄子，便随处并论"形神俱妙"的方法与理论。所以同为道家宗祖的老子和庄子，他们的学术思想，虽然脉络相承，而在理论的旨趣与方法上，便有异同之处了。庄子说的养神原理，大致不外忘物忘身、视生死为一贯，齐物吾于无形。而在方法上，却特别提出"斋心论"与"坐忘论"，为养神合道的根本，使其能够到达"虚室生白，吉祥止止"的境界，然后才可以"乘天地之正，而御六气之辩，以游无穷者。"比起《老子》的道妙理论，已经演进得相当具体。可是他在养神以外，又同时提出养气的方法，说明"真人之息以踵，众人之息以喉"，以及"缘督以为经，可以保身，可以全生，可以养亲，可以尽年"等理论，随处说明气机存在的作用，与生命关键的道理。庄子这种学术思想的发展，显然是受到"方士"思想的影响，不但庄子是如此，与他先后同时认为是直承孔子，行仁由义，当今天下，

道家、密宗与东方神秘学　南怀瑾

舍我其谁的孟子，在他的学说之中讲到修养的方法，也显然是受到道家"方士"养生思想的影响，与孔子原来平实的学说，已经大异其趣，与曾子的"慎独"与"诚意"，子思的"诚明"和"明诚"的养神方法也大有不同。孟子在修养方法上，干脆提出养气的言论。所谓"夫志，气之帅也"。乃至特别提出由养其夜气而至于平旦之气的气象，然后可养到至于浩然之气，而充塞于天地之间，而且更具体地说出养气进修的程序。如："可欲之谓善，有诸己之谓信，充实之谓美，充实而有光辉之谓大，大而化之之谓圣，圣而不可知之谓神"等言论。无论如何，在孔子、曾子、子思传承的修养方法理论中，实难找出类似这种线索的。

经历两千年来的道家炼丹学说，始终不出气的范围，一般想求"长生不老"，效法修道的人们，吞吐呼吸，熊经鹤伸，天天在吐故纳新而炼气，作为修道的张本。那么，道家所谓的气，究竟是什么东西呢？也经常有人问我，服气，应该归纳到哪里才对？或为下丹田（脐下）？或为中宫（胃腔部分）？殊不知这个身体，犹如一副内外通风的皮袋，装进许多骨骼、腑脏，全部神经系统，血液与内分泌，牵一发而动全身，到处都是流行无碍的。譬如一个皮球，当你打气进去的时候，你想把气集中停留在皮球的某一固定处所，是可能的事吗？如果不可能，那么，吐纳呼吸的炼气术，等于是通风作用，借以做到吹扫清洁的运动而已，那里可以积气炼丹，而得"长生不老"的成果呢？印度一部分瑜伽炼气术的理论，认为空气当中，充满了日光能，以及许多不可知的物理养分，可以增加人的寿命。殊不知空气当中，固然存有许多营养人身的作用。譬如氧气，如果过分吸收得多了，它也会变成有害无益的，日光能吸收得太多了，也是会改变人体的形质，乃至可以引起不良的后果。总之，这些理论，都是似是而非的妄语，实际上，都被"依文解义"所蒙蔽，并不真能了解道家的意义。所以魏、晋以后的神仙家们，生怕大家误解气字的意义，更独创一格，把这个气字，改写成"炁"字，这样便是后世道家另一派的旁门，专以拆字方式传道的一种先趋。这个从无火而组合成的"炁"，也就是道家用来说明此气非空气的道理。另有一种观念，把氣，气，炁三个中文的字，做了三层解释，认为有米的这个气，是指呼吸的气，不加入米字的氣，是指空气的气，只有无火的炁，才是道家所讲的气。什么才是道家气字的真正含义呢？那便是专指生命本有的一种潜能，并非是电，也非原子的作用，我们站在现代的观念，借用现代的知识，只能为它借用一个物理学上抽象的名词——"能"，作为暂时的解释而已。由此而知，所谓吐故纳新等炼气的方法，并非说它对于健康养生没有用处，只能说道家用吐故纳新的呼吸术，不过像是借用一根火柴，靠它来点燃自身潜能的一种方法而已。

我们对于这些太涉专门的解释，为了节省时间，不能多说。现在继续说明战国时期的道家，由"方士"们提出"形神俱妙"的服气、炼气的修养方法以后，便由"方士"的观念，提升到"神仙"的境界，其中开创划时代的观念的，又是庄子；在传统的信念中，对于道高德妙者称为先生、大人、君子乃至圣人，无形中把它视为人位当中的至高标准。庄子由此标准再向上提升，便创立了"至人、神人、真人"的名号。比如说："至人无己，神人无功，圣人无名。"后世道家与道教，用以称呼得道的神仙，叫他为"真人"的，便是从庄子的观念开始。我们要知道，在庄子全部思想的观念里，如果一个人达不到这种神人的境界，便是做人没做到顶，所以不能称之为至人，因为做人既做不到人的最高境界，所以芸芸众生，统统都是假人，也就是后来道家思想所谓的"行尸走肉"而已，并非"真人"。庄子这种对于人生价值和人格升华的标准，陈义实在太高了。在一般人而言，可以说只有可望而不可即的成分，所以大家便认为他和所有道家的思想一样，只是一种理想主义。其实，把人生生命的观念，提到和宇宙的功能一样，何尝不对，只是人类既要自尊自大，又不够伟大，所以就自卑而不敢承当而已。那么，他提出"真人"、"神人"的境界是什么呢？如说："藐姑射之山，有神人居焉，肌肤若冰雪，绰约若处子，不食五谷，吸风饮露，乘云气，御飞龙，而游乎四海之外，其神凝，使物不疵疠，而年谷熟。"庄子像这样描述"神人"的话，屡见不鲜，有的地方便说"神人"，是乘日月以游行，比乘云气还要扩大，因为他提升了人的境界与价值，所以居高临下，凭空鸟瞰，便自然而然地鄙弃世俗，卑卑不足道也，所以他说，像这一类的"神人"，只要用他的残渣废物，就可以制造出许多圣人，其他还有什么可说的呢？如云："至人也，物莫之伤，大浸稽天而不溺，大旱金石流，土山焦而不热，是其尘垢粃糠，将犹陶铸尧、舜者也，孰肯以物为事！"

（三）服饵者的理由：说到服饵者，在古代道家学术中，也有叫它为"服食"或"饵药"等等名称。总之，这是道家"方士"演变而成后世丹道派的"炼丹"与服食丹药而成神仙的道家物理科学而哲学的正统派。也便是中国上古原始的科学知识。对于物理的观念，引用到生物生命学的理想，企图以药物改变身心生理的气质，延伸人的寿命。至于羽化而登仙的要求，他们是世界上打开化学纪元的先驱者，也是初期药物学研究的主流。这种以药物服饵为主的道家流派，才是战国时期所称为正牌的"方士"，同时也包括了医学的人士。因为在中国古代历史上，从儒家思想的观念出发，对于从事济世活人医药的人们，一概叫做"方伎"之士，向来把他与"方士"并待，他们在儒林中，并无地位，也不受重视，有时还把他们列入佛、道一样，鄙视其为江湖末技。因此，在明、清以后，有许多学者从医的，便特别标榜自己为"儒医"的招牌，以争取学术的地位。关于服饵方士派的理论，约有两个理论，三项种类，三种程序：

1. 所谓服饵丹药的两个理论：（1）他们认为人身便是一个细菌的世界，四肢百骸，五脏六腑，都充满了细菌的生命活动，他们以原始的观念，命名这种细菌的种类，都叫它为虫。在中国古代相传的医药观念上，素来便把人的身体分为上、中、下三焦。大约由头部至肺部，为上焦；自胃部到横隔膜，为中焦；从横隔膜以下，包括肾脏系统及大小肠、膀胱等，为下焦，这三焦所有的寄生虫，便统统命名它为"三尸虫"，而且还为"三尸虫"的种族，取了名字，叫做彭琚、彭质、彭矫。后来道教，比较客气点，又称它为"三尸神"。例如："上虫居脑中，中虫居明堂（眉眼的中间）"，所以他们煅炼矿物药品，如水银（硫化汞）、砒霜、硫磺等五金八石的毒药，经过化学的提炼而凝结成丹，吞服求仙，也就是为杀死"三彭"的杀菌作用。我们姑且不论这种理论是否正确，但在二千多年前，根本还没有现代科学影子的时代，公然有了这种医学的理论出现，你能说他是绝对没有科学思想的根据吗?（2）除了服饵丹药，消灭"三尸虫"的观念以外，第二个思想，便是认为这个血肉骨骼系统的五脏六腑，是容易感受外界物理作用的损害而生病。如寒、温、暑、湿与传染病的侵袭，如果把这个人身生理所有的机能，换成黄金、白银一样的体质，当然就可以活得长久了。因此他们研究矿物药物的化学，把钢铁制成黄金（秦、汉时代，所谓黄金，大都是赤铜，真正的天然黄金很少，所以要化学制造。中国的炼金术，也是世界科学史上最早发明的冶炼技术，后来由阿拉伯人，辗转传到欧洲去的），再用某一种天然植物的成分，把纯净黄金化为液，渐渐吞服下去，使它慢慢吸收，久而久之，便把所有生理的机能，整个换成黄金的体质，当然就可以长生不老了。你说这种思想，多么可笑？然而真可笑吗？不然，凡是科学的发明，都是等同儿戏的幻想而来，我们在没有证据以前，只可以取保留存疑的态度。可是，你一定会说，吃了黄金不会中毒吗？会的，黄金中毒的成分还不太严重，如果不把黄金化成液体，肠胃穿孔的情形，随时可以造成，"方士"们对于解救黄金中毒的药物，早在两千多年前，已经研究出几种，可惜有的已经失传了。至于炼铁成金的方法，在后世还有流传。据说，现代有人试过，果然可以炼成，可是现在天然的黄金太普遍了，用这种化学炼成的黄金，成本比天然的黄金还贵，所以没有用处，这是见之于现代人研究道家修炼报道的事实资料，随便一提而已。我们听了这种道家"方士"学术的思想，看来非常可笑，同时也很有趣，当然不会使人相信，但是现代的人，想用血清等药物挽回人身寿命的理想，到今天还未正式试验成功以前，岂不是同样值得怀疑吗？科学家的精神，是由幻想、理想中寻求理论的根据，然后再拿理论来求证实验的，所以我们对于这种道家"方士"求"长生不老"的理想，姑且把它当作科学小说的观念来看，不加可否为妙。

讲到这里，我们顺便说明一个问题，那就是在我们过去的历史上，许多帝王、名人，例如汉、唐、明、清几位笃信道术、服用丹药的帝王，以及名人如韩愈、苏东坡、王阳明等人，都是服用道家"方士"的丹药而促成速死的，这是什么理由？在这里，我要忠诚告诫各位迷信现代成药、大量服用补药、专打补针的朋友们，应该同在这个问题上，予以相当注意。"方士"们发明煅炼五金、八石等矿物质的药品，在医药的价值上，与在人身上做物理治疗的用剂，只要用得适当，不但没有错误，而且极有价值。但是，这类从矿物质提炼出的药品，都是躁性的，而且具有强烈的挥发生理生命机能的功效，与现代某一类多种维他命等的成药，有殊途同归之妙。在真正道家"方士"们的服用方法上，第一重点，必须要在心理行为上，彻底地做到"清心寡欲"，对于男女性行为，与贪吃浓肥、富于动物肉类等食物的欲望，已经绝对不生贪恋的作用，才能开始服食。否则，这种药物，一吃下去，具有强烈的壮阳作用，必然促进性机能的冲动，这对于那些帝王与名公巨卿们，终日沉湎在声色场中，与醇酒美人打滚的富贵生活中的人，无疑便成为催命剂了，那有什么值得大惊小怪的呢？第二重点，道家对于服用这一类丹药的条件，必须先要炼到神凝气聚，可以辟谷而不吃人间烟火食的程度，才能吸收融化，否则，或因食物相反而中毒，或因药而得病死亡了。总之，一般服用丹药的人，不能断绝"男女饮食"的欲求，相反的，还想靠丹药的功效，以达到"男女饮食"玩乐的要求，那么，"服药求神仙，反被药所误"，这是必然的结果，大可不必把这些烂账，一律记在"方士"们的名下，你说对吗？

2. 关于服饵丹药的三种类：自战国以后，经秦、汉、魏、晋、南北朝到隋、唐之间，丹道服饵派的种类，大体可以把它分为三类，也就是后世道家所谓的"天元丹、地元丹、人元丹"三种：

（1）天元丹，约有两类：一是指天然的矿物而成丹的，如五金、八石等天然化学药品。一是指不需自己的辛勤煅炼，接受已经炼丹得道者的赐予。

（2）地元丹：是专指采用植物性的药材，研究提炼而成丹的一种。从秦、汉以后，中国药物学的发展，与讲究修炼地元丹的道家，实有不可分离的关系。例如，民间相传服食成仙的灵芝草、何首乌等等故事，都是由于地元丹的思想而来。道家对于灵芝草的研究，存有专书，包括灵芝的种类，有矿物化石、动物化石的灵芝等等，大多是见所未见，闻所未闻，我们普通在台湾所采到野生的灵芝，并非神仙炼丹的一种，这是属于菌类的灵芝，有的是有毒的，即使无毒的一种，少吃只会使人起幻想，多吃会使人精神分裂，或中毒，万万不可以迷信服用，以免无故而仙逝，后悔莫及。

（3）人元丹，约有两类：①是指离尘出俗，避世清修，专门养神服气，弃欲绝累，涵养身心，使其达到清静无为，虚极静笃的境界。利用极其寂静的作用，只求积聚，不事任何消散的成果，引发本身生命的潜能。例如普通所谓打通任督二脉与奇经八脉，然后到达神凝气聚，发挥生命具备的伟大功能，再来自由作主制造新的生命，也就是后世道家所谓的清修派，或名为单修派的一种功效。②是以古代房中术的理论做基础，研究性心理与性生理的作用，认为男女两性内分泌（荷尔蒙），具有延续生命的功能，在合理而正常的夫妇性生活中，不乱、不纵欲，而达到升华精神，延长寿命的功效，这就是后世道家所谓的男女双修派，属于房中"长生久视"、"内视炼精"的一种，他们对于内分泌的研究，应该算是世界医药史上发现得最早。但是这一派的流弊所及，百害丛生。例如普通所谓采补术（采阴补阳，或采阳补阴），以及过去旁门左道中，采取紫河车（胞衣），服食丹铅（输食童男童女的血液），闹出许多伤天害理的事，不但违反伦常道德，甚至触犯刑章，大逆不道。在中国民间社会，许多无知的人，迷信这一类旁门左道的道术，暗中相当普遍，殊不知这些知识，在现代医学上，经过科学的整理，已经有许多药物，如荷尔蒙、维他命等等，早已超过这种原始而不切实际的理想，再也不可迷信了。

3. 服食丹药的三个程序：战国时期道家正统的"方士"，应该属于从事服饵的丹道者，他们专以煅炼五金、八石，与烧铅、炼汞（化炼硫化汞、氧化汞等）药物化学的发明者，也是成效方单医药的创始派，他们有物理科学理想上的理论，也有实验的成绩。后世道家把修炼身心的精气神，叫做炼丹。那便是取用人元丹内养方法的演变，作为主体，这是中国专有养生学上的特别成绩，以后再加说明。不过，专主修炼精气神的内丹，不懂道家医学的原理和道家药物的知识，在丹道而言丹道，是有缺憾的。

从丹道立场来说，服饵丹药，约有三个程序：第一个程序，服用地元丹，是为修炼养生做预备的工作，所谓强壮其筋骨，健全其身心，即使是一个普通人，也可以服食而求保健的，由此发展，便成为后世中国人讲究食物治疗的风俗。例如冬令进补，与膳食养生的习惯，都是渊源于地元丹的思想而来。第二个程序，就是修炼人元丹，变化气质，以达到道家凝神聚气的标准，犹如《庄子》所谓："登高不栗，入水不濡，入火不热"，"其寝不梦，其觉无忧，其食不甘，其息深深"的境界，到了这个程序，可以辟谷而不食，昼夜不眠而如一，正如《庄子》所说："不知说（悦）生，不知恶死，其出不欣，其入不距，翛然而往。翛然而来而已矣。不忘其所始，不忘其所终，受而喜之，忘而复之，是之谓不以心捐道，不以人助天。"然后才可以服食天元丹，这便是方士丹道派修炼服饵的程序。可惜古往今来，若干不知丹道真义的人，因为不明究竟，欲求"长生不老"，反而促成短寿早夭，不能乐终天年，岂非大谬不然吗？

（四）祀祷派的修炼：关于"方士"们修炼神仙的学术思想，在前面已经做过极其简要的介绍，至于祀祷派修炼神仙的方术，向来都把它与"方士"混为一谈，这是莫大的误解。真正"方士"修炼神仙的学术思想，是由科学而哲学的理论做根据。祀祷派的学术思想，完全是基于宗教性的信仰，属于精神与灵魂学的范围，也就是汉代以后，形成道教的中心思想。讲到祀祷这件事，必须上推三代文化传统的祭祀思想而来，再向上推，应该归到黄帝前后时代，与上古民族流传下来的巫祝，在医学上，用于精神治疗——"祝由科"的渊源。根据《书经》学系的文化传统，直到《礼记》中心的祭礼思想，可以了解我们的祖先，在三代以上的宗教思想，与宗教情绪，也正如世界各个民族文化的起源一样，都是由于泛神思想，与庶物崇拜等观念而来，然后渐渐蜕变，形成一神论的宗教权威。我们的祖先，虽然也与世界各个民族文化的来源相同，先由类似宗教的信仰开始，但是始终不走一神权威论的路线，而且最大的特点，始终把天、神、人三者在道德善恶的立足点上，永远是平等如一的。并且以崇敬祖先的祭祀精神，与祀祷天地神祇、山川鬼神的仪式，是互相为用的，尤其是周代文化，形成融会三代的文化思想的精粹，建立各种大小祭祀的规范，统以祭祀祖先为中心。所以我们后世对于已故祖宗父母的牌位，一律都叫为神主，由此而建立以"孝道治天下"传统文化的精神，这与世界各民族的文化，都由上古宗教思想学的发源，大有不同之处，万万不可以拿其他文化的规格，随便向中国文化头上一套，那便有张冠李戴，绝对非我文化的本来面目。

　　由于上古的祭祀天地神祇，与山川鬼神的演变，到了唐尧、虞舜、夏禹的时期，便继承先民的思想，以"封禅"山川神祇，为国家民族治平政治象征的大典。可是大家不要忘了"封禅"的真正精神，仍然是以人文文化做本位的意义，为什么呢？因为山川神祇，虽然伟大而崇高，然而不经人间帝王，率领全民意志去崇敬它，"封禅"它，那么，它依然只是一堆山水土而已，"圣从何来，灵从何起"？大家都知道"封禅"思想，在中国上古文化思想中，等于宗教的观念和仪式，可是大家都忘了它的内在精神，却是提高人文思想的真义。唐、宋以后，儒家思想所褒扬大人君子的圣贤，与元、明之间民间小说的《封神演义》，都由这个精神而来。到了秦始皇、汉武帝的玩弄"封禅"开始，这种传统而来的"封禅精神"，就大加变质，完全不合古制。他们除了表现帝王权力的踌躇满志，借此巡狩四方，用以耀武扬威的意识以外，事实上，确被当时一班祀祷派的"道士"们，利用他们心理上的弱点，妄求"长生不死"，妄想登遐成仙，要做到道家传说黄帝乘龙而上天的奢望，于是便在历史上记载道，秦皇、汉武戏剧性"封禅"的一页了。这一派"道士"的方术，完全讲究精神与灵魂的作用，利用药物，配合咒语与符箓，借此而锻炼心理意志的统一，引发心灵电感的功能，演出鬼神幻术，博取野心家，如秦皇、汉武的信仰，使其做出求药寻仙，"封禅"以邀神佑的豪举。他们在这中间，便可上下其手，自饱私囊。如李少翁的招魂，栾大等人装神弄鬼的幻术，不一而足，及其祸弊所及，汉代宫廷的巫蛊大案，就是当然结果的榜样了。后来历史学家，把这一批"道士"或"术士"的滥账，一概记在"方士"名下，这对于秦、汉以来真正的"方士"们，似乎大有不平之处。我们在这里附带地说明一句，中国文化学术思想中，对于精神学、灵魂学与心灵作用等雏形，早在春秋、战国以前，已经普遍流行，只要读过《论语》，孔子讲到："曾谓泰山不如林放乎？"便可知道孔子对于"封禅"的观感，王孙贾问曰："'与其媚于奥，宁媚于灶'，何谓也？"子曰："不然，独罪于天，无所祷也。"等章句，便可知道古代对于家神、灶神崇拜的习惯，由来久矣。

秦始皇重"封禅"，汉武帝在"封禅"以外，更喜欢祀拜灶神，同时，又相信降神的法语，这便是后世流传到现在的扶乩、扶鸾（这几种方法不一样）等旁门左道，相信灵魂存在的传统。我们平常随便开口批判别人为迷信，其实，真正最迷信的人，倒不是愚夫愚妇。实际上，知识愈高的人，愈是迷信，而且批评别人迷信的，在他心理上，正在迷信的窠臼之中，这是一个非常有趣、而有深度的心理问题，将来再讲。然而，为什么上至帝王，下至贩夫走卒，都很愿意听信迷信的神话，这是什么道理呢？因为人类知识，始终无法解开宇宙人生的谜底，所以祀祷派的"道士"们，就能在种种心理的空隙上兴风作浪，产生利用的价值，极尽玩人的手法了。现在我们举出司马迁在《封禅书》上所载汉武帝相信神话的迷信现象，足以显见古今中外一律的戏剧。如说："神君所言，上使人受之，书其言，命之曰书法。其所语，世俗之所知也，无绝殊者，而天子心独喜。"于是便有神仙派的五利将军，"装治行，东入海，求其师云"。公孙卿的奏言"神仙好楼居"，便大兴其土木了。至于秦始皇做的诸如此类的故事更多，你能说秦皇、汉武，不是第一流的聪明人物吗？这种做法与思想，不是第一流的傻事吗？因其聪明绝顶，才会有这样的傻劲，不傻者，未必如此"聪明"，这又是一个哲学上的重要课题，在此不必细说。

然而祀祷派的思想，都是一派谎言吗？不然，真正祀祷派的渊源，除了上面讲过，实是远继三代以上的祭祀精神以外，它的内容，也自有它的学术源流，而且包藏很多学术价值。例如，尽人皆知祭祀与祷祝（告），是全世界，贯古今，所有宗教共同的仪式，如果要研究全人类原始上古文化思想的渊源，那么，对于道士祀祷派渊源的追溯，便不可轻易放过，同时，也不能只把它当做人类原始的迷信而已。因为虔诚的祭祀与祷祝，有时候的确可以产生心灵的感应，对于事物的反应，达到俨然有如神助有功效。当然啦，这里所说有时候的意思，便是指精神意志，绝对统一，达到极其虔诚的情况，这种作用与功效，也便是人类对于精神的功能，心灵的玄妙，灵魂的奥秘，三种基本的学问，始终未经解开的谜底。上古的巫祝，以及黄帝时代流传下来的"祝由科"，他们便在这种奥妙的学问上，建立它的基础，后来尽管演变而成为宗教的仪式，可是在它的基础上，还是由于精神生命的心灵作用，与灵魂的关系而来，我们如果把它迷信的外衣褪去，不是用来欺人，是以科学的精神来研究，你能说它不是人类文化的一大贡献吗？假使人们真能研究发明精神的功能与奥妙，证明灵魂的存在，那么，对于宗教、哲学、科学的文明，也必随之而来，会有新的变化了。其次，"道士"们用以统一精神，用做祀祷的咒语，看来都是鄙俚不文，不堪卒读。然而，推开精神作用而不讲，如果要研究古代的方言，与古代民俗的俚语，那就不能不留心注意，足供发掘了。至于画符用的符箓，由东汉时期，张道陵五斗米道以后，派别更多，符箓的式样，也不统一。如元、明以后，辰州派的符咒等等，看来真有鬼画桃符，如同儿戏的感觉，然而你要研究上古文字不同的来源，例如蝌蚪文等，以及印度梵文与中国符箓的关系与唐、宋以后，道教自创文字的思想，就不能不慎重地注意了。总之，祀祷派"道士"们祭祀、祷祝的礼仪，以及画符书箓、念咒诵文等方法，其主要精神，仍然要与"方士"修炼派的养神论者，与养气论者的作用合一，才有灵验。换言之，当在画符书箓，念诵咒文的时候，不能达到忘身忘我、精神统一的境界，不能炼到神凝气聚，闭气炼形的情况，那便如民间俗语所说："不会画符，为鬼所笑了"！所以晋代道家的葛洪，在他著作的《抱朴子》中，讲到修炼符箓的要点，便特别提出炼气的重要。因此祀祷派的方法，仍然属于"方士"学术的范围，其由来也久矣。

汉魏以后的神仙丹道派

道家与方士，方士与神仙，在这三个名称之下的类型人物，及其学术思想的内容与渊源，由战国而到秦、汉之间，实在都是互相为用。自汉魏开始，延续一千多年，直到现在，方士的名称已成过去，只有道家与神仙，却成为不可分家的混合观念。其实，汉魏以后，道家神仙的学术，已经远非秦、汉以上的面目，这一千多年来道家的神仙，实际上却是丹道派的天下，所谓丹道，便是以修炼精、气、神为主的内丹方法，以求达到解脱而成神仙为最高目的。关于神仙的种类，在宋、元以后，归纳起来，约分五种：（1）大罗金仙（神仙）；（2）天仙；（3）地仙；（4）人仙；（5）鬼仙。初步修到死后的精灵不灭，在鬼道的世界中，能够长久通灵而存在的，便是鬼仙的成果。修到祛病延年、无灾无患、寿登遐龄的，便是人中之仙的成果。过此以上，如果修到辟谷服气、行及奔马、具有少分神异的奇迹，可以部分不受物理世界各种现象所影响，如寒暑不侵，水火不惧的，便是地仙的成果。再由此上进，修到飞空绝迹，驻寿无疆，而具有种种神通，有如《庄子》、《列子》寓言所说的境界的，才算是天仙的成果。最高能修到形神俱妙，不受世间生死的拘束，解脱无累，随时随地可以散而为炁，聚而成形，天上人间，任意寄居的，便是大罗金仙，也即是所谓神仙的极果。凡此种种，是否确有其事？或者是否有此可能？我们现在无法证明，姑且不加讨论。但是有一点值得特别注意的，在中国文化中儒家对于人

南怀瑾

伦道德、教育修养的最高标准是把一个普通平凡人的人格提升到迥异于常人的圣贤境界，已经足够伟大。而在另一面，还有道家的学术，从宇宙物理的研究，与生理的生命功能而立论，更加提高人生的标准。道家认为一个人可以由普通愚夫愚妇的地位，而修炼升华到超人，提高人的价值，可以超越现实世界的理想，把握宇宙物理的功能，超过时间空间对立的束缚，而且早于公元前一千多年，毫无十六七世纪以后的科学观念，便能产生他们自己独立的一套科学观点，无论它是幻想、是事实、是欺世的谎言、是有实验的经验之谈，都是值得我们瞠目相对，需要留心研究的。

（一）丹经鼻祖的作者魏伯阳

自秦、汉以来，开创修炼神仙丹道学术思想的人，比较有案可稽的，当然要首推东汉末年的魏伯阳，也就是后世道家所尊称的魏真人或火龙真人。关于魏伯阳的确实身世，与他生存准确的年代，始终还是文化史上一个大谜。但是，他是东汉时期的人，大概不会错，他只有比祝祷派、以符箓道术起家、开道教先河的张道陵为早，那是较为可靠的。大家都知道东汉时期的文化，是儒家思想的衰颓时期，一切学术，都已渐趋没落，可是，我们不要忘记，它在理论物理的科学与理论天文学上，却有很大的成就，只因后世一般缺乏科学修养的人，把它统统归入无用之学"象数"案卷中去了。其实，什么是"象数"？"象数"学中的真义究竟包含了些什么东西？恐怕一般人，除了随人转语而加批评以外，自己都没有好好下过功夫去研究，以外行人的眼光，去批评一件非常深刻的内行事，真是多么"冤哉枉也"！东汉末期，在道家与道教史上，产生两个划时代的人物，一是魏伯阳，另一便是张道陵。魏伯阳是代表上古传统文化中的隐士精神——神仙。张道陵却在汉代以后，构成了道术传统的世系，到了宋、元以后，一直成为江西龙虎山正乙派张天师的世家。他与山东曲阜的孔子世家，互相并陈。在中国文化历史上能够以学术思想，造成一两千年世家的系统，只有儒家的孔子，与道家的张天师，岂不是世界文化史上的奇迹吗？这也就是说明中华民族，对于文化学术思想如何尊重的精神，他能够在文化的王国里，自由给予圣贤、神仙、高士、处士隐逸等等极其美善的封号，而且是不问今古，都受到一分尊崇的礼遇。可是魏伯阳，却是走的"隐士"路线，结果只有给人以"不知所终"的疑猜而已。他赠予后人唯一的礼物，就是他的一部千古名著《参同契》一书。他这部著作的确绞尽脑汁。有人竭其毕生精力，从种种方面去研究摸索，还是毫无头绪。宋代理学的大儒朱熹，便自认他的一生对于这部书的研究是失败了，可是他爱好它，为了避免"阳儒暗道"的嫌疑，他曾经化名崆峒道士邹䜣，注过《参同契》。

魏伯阳著作这本书的目的，是为了说明修炼丹道的原理与方法，证明人与天地宇宙，有同体同功而异用的法则和原理，为了整理自古以来的传承，证明人为的修炼，可以升华而成神仙的传统学术，他以《周易》的理、象、数三部分，和周、秦到两汉，用在天文物理学上的原理与原则的五行、干支之学，以及道家老子传统的形上、形下的玄学原理，一齐融会贯通，为丹道的修炼程序，做了一套完整的说明。所谓《参同契》，便是说：丹道修炼的原理，与《周易》、《老子》的科学而哲学的原则，参得透彻了，便可了解它们完全是同一功用，"如合符契"的。所以他便融会《周易》、黄老、丹道这三种学术共通的道理，著述这本《参同契》了。在这本书中，他的文词简朴而优美，犹如《易林》的词章，也是千古绝调之笔，他把丹道修炼的原理，区分为药物、服食、御政三大纲要。然而如《老子》这本书一样，它原始的篇章次序，究竟是如何地安排，确费后人的疑猜与稽考，这又富于道家"犹龙隐约"的风味，可与老子其人及其书互比隐晦。如果我们要把丹经的鼻祖著作《参同契》，比之老子的书，那么，另一部丹经，是宋代张紫阳真人所著的《悟真篇》，应该比之如庄子的书了。

《参同契》所讲的丹道学术，特别注重身心精神的修炼，它所指用于"返老还童"、"长生不死"，至于最高解脱而登上仙位的丹药，主要的药物，便是人人自己所具备的精、神、炁而已。即在修炼的过程中，也可以借用，或者必须借用外物的丹药，那是为了培养补充衰竭而有病象的身心，使其恢复精、神、炁的生命本能而已。它是中国养生学的祖述宝典，也是最早研究身心生命奥秘的著作。它影响汉、魏的医学，生物物理学，乃至佛学与禅宗。后来道教的经典《黄庭经》，所谓"上药三品，神与炁、精"等思想，以及《龙虎经》等的著作，都是由《参同契》的蜕变而来，不过加上一些宗教神秘的观念而已。它认为恢复精神先天原始的情况，能够自作生命的主宰，以及变化生死的功能，一切都可操之在我，才是服食丹道的效验。至于煅炼药物的精、神、炁与服食的方法，必须要有正确的心性修养，与真正智慧的认识才能做到。所以统摄修炼药物，服食成丹等的程序，便要透彻了解御政的重心。讲到药物，虽然指出精、神、炁为修炼丹药的主材，但是，并非如宋、元以后的丹道，参合佛学禅宗的理论与方法，而且更不是明、清以后伍冲虚、柳华阳的丹道学派，专以性神经系统的精虫卵子等，认为便是精神的精。同时，更没有如明、清以后的丹道，动辄便以任、督等奇经八脉作为修道的主题。它的本来原文，非常清晰，只因后世道家与道教的道士们，各从不同的观点，不同的角度，自己为它作注解，于是讲究修性修命的，主张独身主义的单修清静派，主张不离家室之好，男女合藉的双修派，主张烧铅炼汞而用外丹的丹法，就

162

众说纷纭，统以《参同契》作为原理的根据了，所以房中采炼等等左道旁门的谬论，也都一一牵强附会，援引《参同契》的文言，而言之成理，著之成文。至于《参同契》原本所说的精与神，便是魂与魄的外用，炁，只是精与神的化合物而已。它与《周易·系辞传》的"精气为物，游魂为变"确是同一路线的思想。

其实，《参同契》一书，并非真正难读，也不是作者故弄玄虚，保存有无上秘密的口诀，只是受历史时代背景的影响，文章风格，各有不同。魏伯阳生当东汉时代，正当文运走向变今而仿古的变革时期，他没有像近代人的条分缕析，归纳分类得清清楚楚，但是你只要把握书的主题，是在说明修炼丹道的原理与方法，百读不厌，久久就会自然贯通，找出它的体系条理了。他引用老子的理论，是为了借重先圣古人的言辞，以证明他的道理，并非向壁虚构。他引用《易经》象数的原则，极力说明天地日月气象变化的宇宙规律，借以证明人身生命活动的原理，是与天地宇宙变化的程序，有共通活用的轨则，并非是要你把天地日月的规范，呆呆板板地用到身心上来。清代道士朱云阳认为，他是以月的盈亏，来比精神的衰旺，日的出没，来比气血的盈虚，这是非常合理的名言。现在我们举出一二段有关修炼清静的理论与方法，是他说明老子的"致虚极，守静笃"、"万物芸芸，各归其根，归根曰静，静曰复命"的引申注解。可以在其中看到稍迟魏伯阳一二百年间的佛学与禅学等。从它如何取用中国文化中对于心性现状解释的科学观，以及首先提出以"无念"为入手的《参同契》的修法，也由此可看出宋儒理学家们的修养"静""敬"的方法，它与佛、道两家，是如何地结有不解之缘了。

例如：

推演五行数，较约而不烦。拿水以激火，奄然灭光明。

日月相薄蚀，常在晦朔间。水盛坎侵阳，火衰离昼昏。阴阳相饮食，交感道自然。吾不敢虚说，仿效古人文。古记显龙虎，黄帝美金华。淮南炼秋石，玉阳加黄芽。贤者能持行，不肖毋与俱。古今道由一，对谈吐出谋。学者加勉力，留意深思维。至要言甚露，昭昭不我欺。

名者以定情，字者缘性言。全来归性初，乃得称还丹。

耳目口三宝，闭塞勿发通。真人潜深渊，浮游守规中。旋曲以视听，开阖皆合同。为己之枢辖，动静不竭穷。离气纳荣卫，坎乃不用听。兑合不以谈，希言顺鸿蒙。三者既关键，缓体处空房。委志归虚无，无念以为常。证难以推移，心专不纵横。寝寐神相抱，觉悟候存亡。颜色浸以润，骨节益坚强。辟却众阴邪，然后立正阳。修之不辍休，庶气云施行。淫淫若春泽，液液象解冰。从头流达足，究竟复上升。往来洞无极，怫怫被谷中。反者道之验，弱者德之柄。耘锄宿污秽，细微得调畅。浊者清之路，昏久则昭明。

当然，这些文简言朴的文辞，其中包含的意义与道理太多，我们来不及多加解说。总之，《参同契》的方法与宗旨，是专为锻炼精神魂魄，在到达老、庄所谓的与"天地精神相往来"的真人境界，是道家正统的神仙丹道的学术。因此，魏伯阳把当时假借先圣而流传的许多旁门左道，欺世盗名，以及贻误人世社会的小术，严加驳斥。

如说：

是非历脏法，观内有所思（这是指内视五脏，如存想反观肚脐、丹田等的旁门修法）。履行步斗宿，六甲次日辰（这是指步罡拜斗，迷于符箓道术等的旁门修法。）阴道厌九一，浊乱弄元胞（这是指迷信房中九浅一深等《素女经》的修法，与左道采阴补阳等的旁门修法）。食气鸣肠胃，吐正吸外邪（这是指吐故纳新，专炼呼吸服气等的旁门修法）。昼夜不卧寐，晦朔未尝休（这是指搬精运气，紧撮谷道，以及长坐不卧的旁门修法）。身体日疲倦，恍惚状若痴，百脉鼎沸驰，不得证清居（这是指以上五类，专在身体以内，搬弄精气的旁门道术）。累土立坛宇，朝暮敬祭祀，鬼物见形象，梦寐感慨之（这是指专以祭祀祷告，乃至修炼驱神役鬼等的旁门修法）。心欢意喜悦，自谓必延期，遽以夭命死，腐露其形骸（这是指以上所说修炼神秘法术等旁门的结语）。举措辄有违，悖逆失枢机，诸述甚众多，千条有万余，前却违黄老，曲折戾九都，明者省厥旨，旷然知所由。

魏伯阳在《参同契》中，综合列举这些旁门左道的情形，我们拿他与晋代道家葛洪所著的《抱朴子》共同研究，便知迷信道术的人，随便妖言惑众，欺诳成习者，真是古今一辙，既可笑，又可叹！有什么办法，可以警醒愚顽呢？因此，他又说到上古流传下来的道术，本来实是"内圣外王"的真学问，只因后世的人没有智慧，把它弄得支离破碎，反而以伪乱真，影响社会，造成颓风，如说：

> 维昔圣贤，怀玄抱真。伏炼九鼎，化迹隐沦。
> 含精养神，通德三光。精溢腠理，筋节致坚。众邪辟除，正气常存。积累长久，变形而仙。忧悯后生，好道五伦。随旁

风采，指画古文。著为图籍，开示后昆。露见枝条，隐藏本根。托号诸名，覆谬众文。学者得之，韫椟终身。子继父业，孙踵祖先。传世迷惑，竟无见闻。遂使宦者不仕，农夫失耘，贾人弃货，志士家贫，吾甚伤之，定录兹文。

但是他自己又说，在他的著述中，并不照次序的说明此事，都靠读者自己的审思明辨，才能领悟到其中的程序和究竟，如说：

字约易思，事省不烦，披列其条，核实可观。

分量有数，因而相循，故为乱辞，孔窍其门，智者审思，用意参焉。

于是，他又指出炼修的初基方法，如说：

内以养己，安静无虚。原本隐明，内照形躯。

闭塞其兑，筑固灵株。三光陆沉，温养子珠。视之不见，近而易求。黄中渐通理，润泽达肌肤。初正则终修，干立未可持。一者以掩蔽，世人莫知之。又云：勤而行之，夙夜不休。伏食三载，轻举远游。跨火不焦，入水不濡。能存能忘，长乐无忧。道成德就，潜伏俟时。太乙乃召，移居中洲。功满上升，膺录受符。

总之，魏伯阳所著的《参同契》，从身心修养的实验科学精义，而说出心性的形而上道，与形而下质变的精神魂魄等问题，是综合道家科学的学术，与儒家哲学的思想，溶化会聚在丹道的炉鼎之中，誉为千古丹经道书的鼻祖，实非为过。朱云阳说他是以"天地

166

为炉鼎，身心为药物"，那是一点不错的，不过，他是注重于人元丹的修炼，是发挥人生性命功能的最高至理。

（二）方士医学与易象数合流的炼气养生术的丹道

两汉在文化史上，除了有名的儒家经学家的训诂注疏以外，在科学方面，西汉最大的成就，便是天文与历象的发展，例如才情洋溢、多艺多能的司马迁，也曾参加过修改历象的工作，自己引以为完成先人的遗志为荣。后来的扬雄，想以《易经》象数的理论范围天文历象的法则，自己别创新说，作了一部非常抽象的天文理论的《太玄经》，想用它来概纳形上形下等问题，不管他的学问有无根据，有无科学发现上的价值，一个以文辞名世的儒家学者，对于科学而哲学的理论有兴趣，如果生在现代重视科学与哲学的国家，应该备加奖励了。到了东汉，由于两汉易学象数派理论科学的演变，便使易学的象数，更加走入抽象化的理论。例如：孟喜的卦气，京房的变通，荀爽的升降，邓玄的爻辰，虞翻的纳甲，费直以彖、象、系、辞、文言解说上下经，因此影响而成荀氏的易学。至于乾坤消息卦的由来，开始于文王及周公的周代文化学术思想的传统，以《礼记·月令篇》为证明资料的主干，经过郑玄采用道家思想注释《月令篇》，而加以充实其内容，便构成东汉象数学术思想的大系，因此而影响形成图谶等谶纬之学，不过，谶纬之学的兴盛，又有另外学术思想的原因，不必在本题内多加讨论。现在我们不厌其烦，而又简略地说明了两汉易学象数理论内容，实际上，都是为了说明乾坤消息卦象的学说，它所包含丹道家的卦气升降论，爻辰变通论与纳甲的原理，它如何地影响东汉以后医学上气脉的学理，与养生家们服气炼精的修炼术。当然，这一套学问所包括牵涉的内容太多太广，我们无法一一加以专论，现在只是有限度地介绍一些有关丹道服气修炼等少数几个理论的原则，使大家可以知其大要而已。

汉代的易学象数家们，从中国上古天文学的观念中，承接传统思想，认为这个天地宇宙间日月的运行，以及天地日月与地球万物和人类本身的关系，实在只是一个大生命的活动，而且是有一常规可循的活动。尤其探用太阴月亮的盈亏消息，以及地球物理气象的变化，作为天地生命大气机的标准，以建立它基本理论的说明。天地宇宙是万物大生命的根源，日月与地球，便是这个大生命中分化的小生命，人与万物，更是天地间分化的小小生命而已。但是无论大小生命，它的根源是同体，生命活动的法则，也是同一规律的，所以大小生命的原动力，都是气机变化的作用。但是这个无形无状的气，虽然是看不见摸不到。它在天地日月运行的法则上和人身生命的延续上是有迹象可得而知，而且可以求出它的规则的。他们以地球物理的气象一年分四季，十二个月，三百六十天的规律，配合太阳的行度一年 $365\frac{1}{4}$ 做准则，中间取用月亮的盈亏做标准，认为天地日月的运行，与地理、物理、人生生命的活动都是受到一个共同原力而有法则的支配。这个原力，便叫它为气（当然不能把它当空气的气来讲）。于是便创立一种学说，认为太阴的月亮，自身本来没有光明，因为受到太阳的气机所感而发光，所以就发生一月当中，阴阳气机的交感，而在时间与空间的方位上，月有阴暗圆缺现象等的盈亏消息。所以又在天文法则以外，创立计算阴阳二气的交感，而形成地球气象与物理人事变化的作用的规律化，构成天干、地支配合成甲子的学说。五天为一候，三候为一气，六候为一节，所以一年十二个月，便分成二十四个节气。再用归纳的方法，把这种气机节候的作用，统摄在十二个月的当中，便构成乾坤消息的十二辟卦的现象。于是十天干、十二地支、二十八宿、十二律吕、五行、八卦等等，重重归纳，层层圈入，而形成道家一套易学的象数，与天文、地理、物理、人事关系的学问。后来发展成理论医学上提出九九八十一个问题，有关于人身气脉的《难经》学说，配合黄帝《内经》荣（血）卫（气）的理论，认为人身十二经脉，与十五络，三焦，八脉的气血流行，与天地日月气机的运行，是属于同一的规则与原理的。

时代再向后来，修炼丹道神仙家们，根据以上所说的学理，与乾坤消息卦气升降的理论，认为人生生命的气机，自父母受胎的时间开始算起。男的以八位数为准，女的以七位数为准，还是先天的禀赋，属于乾卦为代表的范围。比较明显可征的，例如女子，在十四岁以前月经（《内经》称为天癸）尚未发现，便是六爻完备乾☰卦的生命，算是一个完璞未破的童身。到了十四岁前后，有了月经开始，变成天风姤☴卦了，一直到三七二十一岁，便是乾卦的初爻已破。由此到七七四十九岁前后，也就是月经断绝的时期（现在医学所谓女人的更年期），便是先天生命的卦气将尽。也等于说，由先天禀赋带来的生命能，到此快要用完了，所剩下来的余年，自七八五十六前后的阶段，都是后天生命的余气而已。再下去，便由阳的乾卦，变为纯阳的坤卦，转入另一生命的阴境界了。如果在男人来说，以八位数计算，便是十六岁前后，算是童身，保有原来先天乾卦的卦气，逐渐演变到八七五十六岁前后（等于现代医学所谓男人的更年期），就是先天卦气的生命将尽的阶段，到了八八六十四岁后，剩余的生命，便是后天余气的作用，也就是说，由纯阳的乾卦变为纯阴的坤卦，转入另一生命的阴境界了。因此产生丹道修炼"长生不死"修命的理论，认为第一等的根基，无论男女，凡是童身入道，是为上品。其次，应在卦气未尽的阶段，回头修道，还有希望。如果等到卦气已尽，再来修命，不是绝对没有希望，便有事倍而功半的困难了。这种理论，是否有百分之百的可靠，姑且不加评语，但是推而比于现代医学的理论与经验，除了不够精详而有新颖的证明以外，并没有什么完全不对的地方。可是大家要知道，这是公元以前，我们中国文化中的道家对于生理医学所发表的理论，现在纵使有超过他们的观念与证明，而在科学的医学史上来说，他们是早在两千年以前的发明啊！后世一般修道的人，都在年龄老大，万事灰心之余，才想追求长生不死之术，如果这样真能成仙，那么，天下最便宜的事，都被聪明人占完了，恐怕没有可能！

再由这种天地的气机，与人生气脉关系的理论，缩小其范围，说明它的规则，他们便认为人的气机，在一呼一吸之间，脉自运行六寸（一呼，脉行三寸；一吸，脉行三寸）。一个人，在一天一夜之间，共计有一万三千五百次呼吸，叫做一息，气脉运行经过五十度而周遍一身，用汉代的时计标准来说，也正是铜壶滴漏，经过一百刻的时间。但是这种所谓的脉，是包括荣、卫来讲，所谓"荣卫行阳二十五度行阴二十五度"，如果勉强借用现代医学观念来讲，可以说，这个生命的气机，流行阳性的中枢神经系统二十五度又流行阴性自律神经系统也二十五度（当然，我并不是学医的人，只是随便借用一下名词来做说明而已，千万不可以此为准）。再加详细的分析，便把心、肝、肺、脾、胃、肾、胆、大肠、小肠、膀胱、三焦、胞络等十二经脉，配合气机往来呼吸的次数，各作数目分类的说明，然后加上子丑寅卯等十二地支，和二十四气节来归纳，便使这个养生、医药、生理的学说，走入神秘玄妙的圈子里去了。其实，也不是道家或古人故作神秘，只是那个时代的学识，习惯性喜欢用这些代号，作为分析以后，而并入归纳记忆的符号而已。总之，东汉以后，直到唐、宋之间，在正统丹道派魏伯阳的修养心性以锻炼精神的方法以外，最为普遍而有力量的，还有炼气、服气术等养气的理论与方法，作为神仙丹诀的主流。这种类似实验派理论的渊源，应该是远绍庄子的"天地一指，万物一马"、"野马也，尘埃也，万物之以息相吹也"、"真人之息以踵，众人之息以喉"等学说的蜕变，由此引申演绎而来。

到了宋、元以后，修炼内丹的神仙道法，接受佛家禅宗明心见性的妙理。同时又受到南北印度传入密宗修法的互相影响，便在方法和理论上，产生两个极其重要的关键：（1）主张性命双修是丹道的定则，为成仙的极果；（2）特别注重"炼精化气，炼气化神，炼神还虚"的三个步骤，是修炼丹法不二的程序。因此，宋、元以后，所有丹经的著作，无论为正统的道家思想，或为旁门左道的小术，在理论基础上，都是依循这个原则，抄袭《参同契》或《悟真篇》的名言，牵强附会，用作引证的根据。所以明、清以后的丹道观念，便有"修命不修性，此是修行第一病。只修祖性不修丹，万劫阴灵难入圣"的传说。而且最妙的便是丹道所有的传统，一律都奉唐末的神仙吕纯阳为祖师，犹如佛家的思想学术，自唐以后，大多都入于禅宗之林，这实为中国文化学术思想史上唐代文化发展的奇迹。明、清以后的丹道学术，虽分为四派，如：南宗主双修阴阳，北宗主单修清静，西派主单修，东派主双修等四大宗，它的宗旨，仍不离于性命双修的理论基础，有时又援引宋儒理学或《大学》、《中庸》的思想，讲究"尽人之性，尽物之性"、"穷理尽性以至于命"等理论，以及变化性表，作为丹道龙虎、铅汞等的妙论。总之，神仙丹道的学术思想，从周、秦以来的养神，一变为汉、魏以后的炼气，再变为宋、元以后的炼精，已经与原始质朴的道术，大异旨趣。虽然宗奉黄老，而与老子的清静虚无之说，更是大相径庭，何况后来的丹道家，掺入房中采补等邪术，加上种种装妖捏怪的花样，一一都自尊为无上的丹法，各自号称得到正统丹道的秘传。或说自己的师承，都已经活到几百年以上的人，可以达到"祛病延年，长生不老"的妙术，尽在此矣。只要读过《抱朴子》所列魏、晋以来方术之士们说的谬论，便可哑然失笑了，了知千古妄语，皆同出一辙。

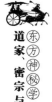

道家、密宗与

东方神秘学

南怀瑾

明、清以后的丹道修炼方法，距离汉、唐、宋、元以来的正统丹法愈远，所走的道路也愈仄，一般所说的丹道，大多都以伍冲虚、柳华阳一系的伍柳派丹道为主。伍冲虚著有《金仙证论》，柳华阳著有《慧命经》等书，他们参合儒、佛、道三家论证形而上妙道的学说和思想，极力证明他们的丹法为道家正宗的嫡传，但是错解佛学，臆造佛言之处，反而使人望而却步，实为虚诳可笑之至。这一派的丹道，纯粹主张"炼精化气"为初步入手的根基，尤其注意性生理与性行为的功能，为修炼的妙法，认为男女性生殖机能的冲动，而不含有性欲的成分，才是活子时的药生现象，正好从此下手修炼，或用眼神回光返照，或用调理呼吸，紧撮会阴（海底），导引阳精循督脉（中枢脊髓神经）而返还于上丹田的泥洹宫（间脑部分），所谓"还精补脑，长生不老"的作用，到此便发生效用，这也就是丹头一点的先天之炁。到了上丹田以后，化为华池神水（口腔与淋巴腺内分泌等的津液），循十二重楼（喉管部分）降至下丹田（脐下），便叫做打通任脉。如此任督二脉的循环运转，牵强配合易学象数的甲子等天干、地支的说法，便叫做运转一次小周天（也叫做转河车）的方法。然后如何由小周天转大周天，配合青龙、白虎、铅、汞、阴、阳等等注释，玄之又玄，神之又神，遂使向往长生不老而欲作神仙者，无不奉为无上的道术丹法，勤修不辍。最后，以炼到马阴藏相（男性生殖器官收缩，女性乳房返还童身）为证验。从此再进一步，达到炼气化神的功夫，做到阳神出窍，神游

172

身外而通灵的地步，才是炼成金仙的效果，种种说法，流传影响极大。一般修炼武术南宗（内家），北派（外家）的拳术名家，与专炼气功，或讲究静坐养生的人们，以及武侠小说家的笔下，所谓打通任督二脉，"走火入魔"等等的观念与术语，都从这一派丹法的理论名辞而来，贻害不浅。

其实，这一派丹法"炼精化气"的理论与方法，姑且不管它是否为正统，如果用得其正，用得其法，实在也有两种好处：（一）它可解决任何宗教和任何宗派出家专修的独身主义者对于性心理的烦恼问题。同时，也是真正要修炼到守住不犯淫戒的极好帮助，对于二十世纪末期疯狂追求肉欲的诱惑，以及讲究健康长寿的心理卫生的实验，在理论与一些初步的方法上，未尝不是好事；（二）他们也极力提倡以积善为修道做神仙的基础，如果只有道法，没有极大至多累积的善行，要想修到神仙的果位，那是绝对没有希望的。这对于社会教育与宗教教育的意义，最具有决定性的至理名言。总之，我们归纳它这两种好处外，认为它是健康养生的一种良好的修养术，那是不可厚非的。但是，仍须注意，便是我们刚才说过的，要用之得法，还要深通道家对于医理的理论才对。否则，它的弊端也是非常可怕的，故从相反方面，归纳它的害处，约有四种：

（1）因为学习修炼的人，既不通道家医理学有关于精、气、神的真正原理，又不了解普通医学（中医）十二经脉与道家奇经八脉（任、督、冲"中"、带、阴跷、阳跷、阴维、阳维）的学理。更重要的，若是不了解佛、道两家关于心性之学与性命之学的真正理论，只为了要求祛病延年、长生不老的目的，就拼命地吸气提神，做收缩炼精的功夫，行之有素的，从表面看来，便有筋骨坚强，童颜鹤发，或红光满面的感觉。于是，由别人看来和自己的自信，至少都有半仙之分。其实，修到后来，十分之八九，都是脑充血亡，或者弄得半身麻痹，通俗所谓"走火入魔"的走火，便是这种现象，求荣反辱，求寿反而不得安享天年，何苦来哉！

（2）一个人无论要学仙，或学佛，研究道术或佛学，首先要有一个认识，他们的修养与方法，都富于高深的学理。他们的修养效验，都是从这种极深厚的学理而建立其方法的基础。而且因人而施，对症下药，只有活用的指导，并无呆板的妙术。尤其是道家，它与天文、地理、物理、化学、心性修养、伦理道德等自然科学及人文科学结合，走入哲学形而上的最高境界。如果对于道理没有通达，凭一点旁门小术，或炼呼吸，或守窍（守眉心、丹田、中宫、海底等等），认为就是无上秘诀，那是非常可笑的事。事实上，这些方法，都是为了集中注意力，注意生理机能的一部分，使它发生本能的活力，只是一种精神的自我治疗，与自然物理作用的原理，刺激生理本能活动的方法而已，并非神仙丹诀，尽在其中矣。况且修炼的人，既未达到老子的清心寡欲至于清静无为的境界，以世间有所得的功利思想，要求成为长生不死之神仙的欲望，正如汲黯对汉武帝所说的话："内多欲而外施仁义"，同是心理不健全的毛病。因此，在修炼这种丹法的过程中，或因生理的变化，而引起心理的错觉与幻觉，或因心理的幻觉而引起生理的变态。至于神经失常，精神分裂，通俗所谓的入魔情形，便由此原因而来。其实，魔从心造，妖由人兴，都是庸人自扰的事。清代诗人舒位，有感于吕纯阳的诗说："由来富贵原如梦，未有神仙不读书。"正可引用为这个道理的注释。

（3）因为伍柳派的丹法，极力注重炼精的作用。而且是专以生殖器官的精虫为丹药的主要成分，于是便有捏穴摄精，类似手淫行为，或交而不泻等房术，入于此道之中。讲究男女双修，行容成素女之术的，也谓之炼精化气，种种名目，各立门户，都以伍柳派为依归，为求祛病延年、长生不老而成病，炼精气而发狂的，所在都有。

（4）黄老之道，以谦抑自处与淑世为主旨，以清静虚无，无求无欲为道德。魏伯阳以下的丹法，以"洗心退藏于密"为至理，以持盈保泰，葆光养真为妙用。但是明、清以及现在以修炼伍柳派丹道入手者，大体都走入骄狂、狭仄、神秘、愚昧无知的范围，充分暴露中国文化反面的丑陋面目，实在非常可叹。

这一派流行的丹法，首先的歧途，便是妄认精虫血液的作用，错以为是道家所说精神的精，这是最基本的错误。一般人由静坐入手，固然多多少少都有些生理的反应，觉得身上气脉的流通与部分肌肉的跳动，便当作是丹法的效验，认为自己已经打通任督或奇经八脉的效果。事实上，这些都是在静态的心理状况中，所应有发生生理反应的现象，一点没有什么稀奇，只是证明静态修养的初步效力而已。其实，督脉，是脊髓神经、中枢神经系统的作用。任脉，是自律神经系统的作用。精，是肾脏腺与性器官部分的内分泌作用。华池神水，是脑下垂体和淋巴腺部分内分泌作用。如果稍有现代生理医学的常识，具备心理、哲学的修养，融会了许多科学的理论与实验，便可知道这是很平常的一种健康养生方法，而且都是由于精神与心理融合的作用，并非是什么正统丹道神仙的秘密。固然在现代的医学上，也有些学派正在研究性荷尔蒙、血清与返老还童的关系。但是，那还是医学科学上试验中的理想，等于种脑下垂体，种胞衣，注射各种荷尔蒙一样，还是停留在两千多年前"方士"们追求生命长存的思想范围，只是所用的理论名辞，与所有药物和方法，大有不同而已。由此可见，人类的智慧，永远还很年轻，这是人类文化史上另一个重大的问题。

总之，道家所提出的精、气、神，以科学的观点，从人类生命的身心来讲，属于形态机能的眼、耳、心精神作用。神的表现与应用，便是目光视力的功能。气的表现与应用，便是耳的听觉的功能。精的表现与应用，便是心的运思与身的本能活力。如果从天人一体的物理功能来讲，神、气、精三种便是光、热、力的作用。从哲学的理念来讲，道家所谓的神，便是相近于佛学所谓的性，道家所谓的精，便是相近于佛家所谓的心。所以，唐代翻译佛经的《楞严经》，便有"心精圆明"等辞句。至于精液的精，乃是心理欲望的刺激，引发性腺内分泌与心脏血液循环的作用而已。正如道家广成子所言："情动乎中，必摇其精"，便也是这个道理。道家所谓的气，便是相近于佛家所谓的息（呼吸），是属于后天生命形身的作用而已，借用物理世界的现象做譬喻。神，比如太阳的光能，它给予世界万有生命的能量。气，比如太阳光能辐射到地球所发出的蒸气。精，比如太阳赋予万物光能，而产生化合作用物质的成果。但是要注意，这种说法，因为无法可以详细说明精、气、神情形，所以我把它借用来做譬喻。譬喻的本身，只限于类比而已，并非就是原物的原样。在周、秦时代道家的修炼，是从养神入手，即已概括了精、气、神的作用。秦、汉以后道家的方法，注重养气，虽然与养神论者略有变动，但已从形而上的作用，走入形而下的境界。宋、元以后的炼精，更等而下之，完全堕入后天形质观念的术中。关于形与神的道理，牵涉太广，也是另一专题，暂时恕不多讲了。

此外，附带地说明一下静坐与密宗以及瑜伽的关系。静坐，俗名叫做盘膝打坐，是自汉、魏以后，从印度佛教传入修习禅定的方法，是锻炼形态，收摄身心，使其走入静定境界的一种方便。这种盘膝静坐的方法，原始便是印度古老瑜伽术的一种姿态，并非佛法的究竟，也非就是道家修炼神仙内丹道法的究竟，只是可以通用于一切修养身心性命的姿态与方法而已。在道家而言，唐、宋以上的丹经，很少讨论到静坐的关系。但是，静坐是一种助道的法门，是普通可用的一种良好的修养术，那是毫无疑问的。如果把静坐就与神仙修道或佛学禅宗的禅混为一谈，那是错误的。至于宋、元以后，佛教由西藏传来的密宗，也和道家一样，注重气脉的修炼与达到乐、明、无念的证验功夫，本来也是佛家讲究修养的一种最好方法，由形而下求证形而上的实际功夫。但到了明、清以后，也和道家的丹法一样，大体已经走入注重形质功效的范围，只注重气脉的修炼，比起原始的妙密，便是由升华而变为下堕的趋势。瑜伽术的最高成就的价值，仅等于道家导引养生派的内功修炼，更不是至高无上的法门。因为一般研究丹道的人，往往把静坐、密宗、瑜伽术几种世界上类同的修养术，混杂交错而不明究竟，在此顺便略一提及，以供研究者的注意。无论学仙学佛，讲到养生全真之道，都以清心寡欲入手，而至于寂灭无为为究竟，正如道教的《清静经》所说"人能常清静，天地悉皆归"。

可是现实世界中的人生，正如孔子所说"饮食男女，人之大欲存焉"。告子也说："食色性也。"人们对于色欲与饮食的追求，与贪图富贵功名的享受并重，要想做到"离情弃欲，所以绝累"，在一般的人是不可能的事。我记得在一本笔记小说上看到一则故事说：明代一位巨公，听到一位修道的人，已有九十多岁，望之只像四十几岁的中年人，便请他来，问修长生不老的道术。这个道人说："我一生不近女色。"这位巨公听了，便说："那有什么意思，我不要学了。"这个故事便是代表了一般人的心理，所以古今多少名士，作了许多反游仙的诗，如"嫦娥应悔偷灵药，碧海青天夜夜心"！以及"妾夫真薄命，不幸做神仙"。都是普通心理的反应，这与"辜负香衾事早朝"，同样都是注重男女饮食，便是人生真谛的思想，如出一辙。但是，相反地说，仙佛之道，的确也非易事，丹道家对于修炼神仙方术的人选，非常注重生理上的先天禀赋。所谓"此身无有神仙骨，纵遇真仙莫浪求"。唐代名臣李泌，生有自来，骨节珊然，但懒残禅师只许他有十年太平宰相的骨相。麻衣道者谓钱若水："子无仙骨，但可贵为公卿耳！"杜甫诗："自是君身有仙骨，世人哪得知其故。"这正如佛家所说"学佛乃大丈夫事，非帝王将相之所能为"，是同样的隽语。总之，静坐，是对身心有益的修养方法，如果认为静坐便是学道，那须另当别论了。

禅宗与密宗

近代治佛学或专事修证者，颇有重视西藏佛学及密宗之势。甚至谓西藏密宗，乃为纯正完美之学，堪依修证。藏译经典，文义湛深，足资式范。汉土佛学，乏一贯传承，修证方法，皆不足取。禅宗亦为邪见。欲沟通学术，互资观摩，时代虽同，山川各异。一门深入，各擅胜场，容有可供审别抉择于其间，未可率尔妄断，遽分轩轾也。

西藏佛学渊源

密宗在中国分为两类：盛唐时，印度密宗大德善无畏、金刚智、不空三藏，世称开元三大士。传入中国之密宗，至明永乐时被放逐至日本者，统称东密。初唐贞观时，西藏王松赞干布（王当西藏王统第三十世）遣僧留学印度，首有寂护师弟，及莲花生大师之入藏，密乘道遍及于西藏全部。先后再传至内地者，统称藏密。无论东、藏二密，通途皆祖于龙树（龙树又称龙猛，是一是二？已不可别，近代学者考证，又谓名龙树者有二人：一为创大乘之学者，一为始学于婆罗门而创密乘之学者），而龙树之于密乘，纪述渺茫，无可征信，因舍而推论其源。

藏密亦渊源于印度，初为显密通途之学。印度后期大乘佛学，由龙树、提婆，递至世亲，主毗昙、俱舍诸论之学者为一系。陈那、法称、护法等，主因明唯识之学者为一系。德光主毗奈耶律学者为一系。解脱军主般若之学者为一系。复有提婆者，直承龙树，再传至僧护复分二派：一为佛护，至月称等。一为清辨，皆主中观之学。此外又有兼涉龙树、无著两家之学，而不入其系统，即为寂天。此为印度后期大乘显学，皆本龙树、世亲之学以各主其说者。世亲学系，传承愈趋愈繁，且学风亦为大变。在昔大乘教法，以经文为主，义疏注释之论学为其附庸，此时皆已全恃论注为准。后贤于此事当特别注意，仍当以经学为归，方为正途。无著、世亲之学，数传于月称。龙树、提婆之学，数传至佛护、清辨。门户对峙，争论时兴。佛护、清辨二家注释龙树中观论，皆立无自性中道之说，自谓得不传之秘。而于世亲之徒染指中观，有所谓唯识中道者，痛加抨击，二师殁后，大乘学徒，依违于无自性及唯识之间，争端不绝。瑜伽、中观分河饮水，显密亦复异趣矣。西藏显教，般若唯识中观之学，皆由上来传承，及藏土后贤著述，加以发扬者。

至于密乘，在印度有可据者，弘开于僧护。在波罗王朝第四世达摩波罗王时，密乘益见发达。王专信师子贤，及智足二师，建超严寺成为密乘教学中心。智足为师子贤之弟子，后得金刚阿阇黎之传而弘密乘，遍及作、修、瑜伽三部本典。密集、幻网、佛平等行，月明点，忿怒文殊等，皆广事流布，而于密集解释尤工。其后继为上座者，为燃灯智、楞伽胜贤（弘上乐轮）、吉祥持（弘夜摩）、现贤（弘明点等）、善胜、游戏金刚、难胜月、本誓金刚（弘喜金刚）、如来阇、觉贤（弘夜摩上乐）、莲花护（弘密集夜摩）。此外在超严寺同时弘此宗者尚多。如寂友，则通般若、俱舍，及作、修、瑜伽三部。又如觉密、觉寂，则精三部又特精瑜伽，著作《金刚界仪轨》、《瑜伽入门》及《大日经集释》等。又如喜藏亦弘瑜伽密部。又如甚深金刚、甘露密等，始传甘露金刚之法，而弘无上瑜伽。若时轮之学，似为后出。

据史而论，印度后期大乘佛学，一变再变，有密乘之兴，此时印度本土，波罗王朝岌岌已危，其最甚者，即为伊斯兰教徒之侵入，使王朝终亡。佛教本身，在此以前，多受异学外道所侵，几不能保其余绪。密乘之支，本以对待婆罗门教，而图挽回世俗之信仰。至后独立发展，兴蔓纷繁，集收愈多，创作愈紊，亦时势使然也。

西藏佛法之崛起

西藏人自称远在东晋时，已有佛典输入，其说自不足信。藏土开化较迟，其初流行一种拜物神教，名曰"笨教"（俗称乌教）。以禁咒役神，示人祸福。至松赞干布王，先与尼泊尔通婚媾，娶其公主，据说携有佛经。次于唐贞观十五年，又娶唐文成公主，公主素信佛教，由是佛法经像，随以传播。唐太宗时，藏王遣兵威胁边陲，以天下初定，用和亲策略而羁縻之。藏王条件，须得公主为偶，并请儒书等入藏。太宗商之宰相房玄龄，有谓圣人经史之教，不可传之番夷。太宗乃选宗女，号之曰文成公主，遣嫁于藏。侍从有儒士数人，道士五人。故西藏内地，及今可见太极图、八卦等标记。后世神庙，更有祀关羽之祠（喇嘛大德，有以念卜课，法同汉地之占卜）。藏王受二妃信佛影响，又以接壤印度边境，诚信骤隆，乃派选大臣子弟端美三菩提等十七人，赴西北印度迦湿弥罗求佛典。七年乃归，仿"笈多"字体制定西藏文字，并译《宝云》、《宝箧》等经，实为佛学传播之始。史称此为前期佛学，迄今无存矣。中间亦经一次排佛灭僧时期，一如汉土之厄。自此役后，佛学再兴，史称后期佛学。后先之间，事实多有不同，初期尚翻译整理，后期则事弘化矣。

西藏王统，至三十五世，当唐玄宗、肃宗之时，其王乞里双提赞王在位，力排朝臣异议，从印度聘致阿难陀等从事翻译。又遣巴沙南，赴尼泊尔，访求大德，遇寂护，即延入藏弘化。寂护以藏土信仰迷离，复返印度，再复重致，住藏达十五年之久，其学属中观清辨学派一系。秉律行持，悉从旧范。于藏都拉萨，建立三姆耶寺。聘印度比丘二十人居之，始建僧伽制度。此时有汉地僧徒，在藏讲学，其中领袖，名大乘和尚，说颇近似禅宗。以直指人心，乃得开悟佛性，依教修行，均为徒劳。被寂护弟子莲花戒驳斥无余，乃放逐出藏。故后世藏密之徒，谓中国无真正佛法，禅宗为外道知见，盖源于此。斯时一般藏人，以素奉神道，佛法传播，颇受阻碍。寂护请之于王，请乌仗那延、莲花生入藏弘法。莲花生大师，偕其弟子二十五人入藏。约经数月，以密咒法力，摧伏外道，为佛教护法，厥功至巨。莲师自无著述，其学说无从考证。藏中传其史传，谓为释迦化身，密宗教主；谓释迦灭后八年，不经母胎自莲花化生。并谓西藏佛法，皆传自莲师，故为旧派密乘之祖。此说多可议者，且存勿论。盖斯时印度佛教，已渐北移，后期名僧大德，以壤连西藏，皆由西北部逐渐入藏。如法称、净友、觉寂、觉贤等，皆入藏传密乘道者。

此后王统三传，至徕巴瞻王（西藏王统三十八世，当唐宪宗至唐文宗时）。大弘佛法，翻译经典，予以完备。定立僧制，称师僧谓喇嘛，各给俸禄。旋王本身被其弟朗达玛王所弑。弟既嗣位，五年间，破坏佛法，杀戮僧众。几举提赞王百年来之培养，及徕巴瞻王二十载之盛业，毁之一旦。朗达玛王又被喇嘛吉祥金刚暗杀。王之党羽复仇杀喇嘛不稍宽假。僧众逃亡，内部分裂，全藏陷入黑暗时期约及百年。此与唐武宗会昌之厄，先后相似。唯西藏佛教之受摧毁者，较会昌尤甚耳！

西藏后期佛法及派系

朗达玛王毁佛灭僧之际，拉萨西南翠葆山间，有修行僧三人，出亡甘肃西南之安土，师事大喇嘛思明得具足戒。复有西藏梅鲁之僧众十人来学，复得具戒。后此诸人偕还藏土，恢复旧观。但秉持密法，掺杂神道，未为纯善。时有藏地额利王智光者，热情兴学，从东印度聘致大德法护及其弟子辈，广事译订，密乘复兴。其间密乘经典增译者，较昔为多，史称此谓后期佛学。

智光之嗣菩提光，延致阿底峡入藏弘法，尤为胜事。阿底峡尊者，一名吉祥燃灯智，东印度奔迦布人，博通显密，德重当时，曾为超严寺上座。于公元一〇三七年（宋仁宗景佑四年）入藏，巡化各地，凡经二十载。德行所感，上下归依。藏土佛学，为之一新。中间多事翻译，并著述《菩提道炬论》，极力弘扬显密贯通之学。尊者示寂（七十三岁，公元一〇五二年），其弟子冬顿等益阐其说，针对旧传密法专尚咒术者，别立一切圣教，皆资教诫为宗。判三士道（下士人天乘、中士声闻缘觉乘、上士菩萨大乘）。摄一切法，又奉四尊（释迦、观音、救度母、不动明王），习六论（菩萨地、经庄严、集菩萨学、入菩萨行、本生鬘、法句集）。次第四密（作、修、瑜伽、无上瑜伽）。而以上乐密集为最。组织精严，迈于昔贤。遂称为甘丹派（甘丹之义，为圣教教诫之意），藏土后之分立四派，于是兴矣。

宁玛派（意即古派，俗称红教）。此即旧传前期密乘之学，大要分九乘道，应身佛释迦所说者：声闻、缘觉、菩萨，三乘。报身佛金刚萨埵所说者：密乘、外道、作修瑜伽，三乘。法身佛普贤所说者：内道大瑜伽、无比瑜伽，无上瑜伽，三乘。而复以无上瑜伽中之喜金刚为最究竟。行持随俗，不事律仪，但观修现显契证明空智，即得解脱云云。

迦尔居派（意云教敕传承，俗称白教）。创自摩尔瓦。其人曾三度游学于印度，师事阿底峡，复受密乘学于超严寺诺罗巴之门。得金刚萨埵、娑罗诃、龙树以来之真传，精通瑜伽密中之密集，及无上瑜伽中之喜金刚、四吉祥座、大神变母等法。尤于空智双融解脱大手印等法，通达底蕴。归藏以后，授其学于弥拉莱巴。再传至达保哈解，取阿底峡《菩提道炬论》，与弥拉莱巴之大手印法，著《菩提道次第随破宗庄严论》，盖有取乎佛护中观之说以为诠释也。后因流传渐广，更分九小派，不一其说。九派中杜普派，于元初有大学者布顿者出，博贯五明，精通显密，整理注解大藏要典，创护律学密乘道甚多。立说平允，后世推重。

萨迦派（俗称花教）。创自藏王族兖曲爵保。后自藏州西百余里萨迦地方建寺聚徒教学，故得名焉。此派学说，融会显密，取清辨一系中观为密乘本义作解释。又以显教之菩萨五位（资粮、加行、见、修、究竟）。与密乘四部对合而修，以彼此互相因果。以加行位中暖、顶、忍三昧耶断所取惑，世第一法三昧耶断能取惑，同时以菩萨智慧本性光明而入大乐定。则已达显密融之境地矣。此说与宁玛派之学径庭，故又谓之新学也。

希解派（意即能灭）。以元初南印度阿阇黎敦巴桑结为始祖。其学出于超严寺，要以密乘四种断法除灭苦恼，极其通俗。有除灭三灯、夜摩帝成就法等。敦巴五度入藏行化，三传至玛齐莱冬尼，行脚一生，开化至盛云。

此外尚有爵南派。迄明万历间，此派有大学者多罗那他，博学能文，深通梵语，为译经之殿军。但此派至清初已改宗，今已无传。

上述诸派，除甘丹派专事教化以外，余均与政治有关，援引势力，施行威福。迦尔居派曾握揽藏中政治大权。萨迦派第二世，孔迦宁保，尝由元成吉思汗予以西藏统治权。复受命开教于蒙古，至第四世孔迦嘉赞，学尤精博。应元库腾汗之召入朝，依用"兰查"字体，改定蒙文，受帝师尊号。其侄第五世发思巴，更大得元帝信任，入朝为帝灌顶，亦受帝师之号，王公后妃，踊跃参加灌顶，秽迹流言，传入史乘。既而归藏统一久事纷争之十三州，悉举以臣事于元。西藏之喇嘛教者，即随之遍行汉土内地。内廷供养喇嘛费用，耗国库十之六七，其声势之大，岂可想象！

黄衣士派。降及明代，鉴于元代纵容喇嘛之弊，册封各派喇嘛为王，以杀萨迦派专横之势。迨永乐年间，西宁西南，有宗喀巴者出，游学全藏，目击颓败，慨然有改革之志，乃秉阿底峡之宗，采布顿之说，励行律仪，采诸派之长，而合一经咒之教融为一说。宗喀巴学行优越，德重当时，教化所及，靡然从风。门人学者，皆染黄衣冠，以别于旧时各派，故世称为黄衣派。于拉萨东南，建甘丹寺，弘传其学。后又建色拉、哲蚌二寺，为著名之三大寺焉。藏土久衰之佛法，焕然昭苏矣。

宗喀巴弟子有嘉察伯及开珠伯二大家，均能传承其学。其在甘丹住持，而传宗师之衣钵者，为大弟子法宝，遂成后世甘丹座主传承之法统。后其高弟根敦、珠巴二人，创历世转生之说，班禅（梵语意谓大宝师）、达赖（蒙语意谓大海）二人，以师弟而相约，世世互为师长，弘传教法（班禅为其师转生，达赖为其弟也），及明宪宗加以册封，势力更盛。清初达赖五世罗赞嘉错博学多才，蜚声学界，而复借蒙古和硕部（青海附近）固始汗及清朝武力，底定全藏，即置班禅于后藏，自居前藏，分揽统治之权。于是政教合一，悉掌于达赖。及至近世，班禅来汉，彼此纷争不已，权利争夺，自启纷争，岂佛法之本意，良可慨也！故后之言西藏佛学显密完整者，咸以宗喀巴之传承为宗。

西藏之显教

西藏经典及佛学之传播，直承印度晚出之后起大乘佛学。般若、唯识、中观之说，月称、护法之论，蔚然罗列，经阿底峡、布顿、宗喀巴之组织，蔚成一条贯系统完美之大乘次第之学。尤以宗喀巴之著作，主阿底峡《菩提道炬论》，而广集成《菩提道次第广论》，为其中坚代表。于五乘佛学，次第进修，系统条理，井然不紊，诚千秋杰作也。但其立说，取显密圆融，以后贤之论说为宗，学者当有所审慎抉择于其间也。

西藏《大藏经》，翻译典籍，较之汉地三藏，少有出入。印度后期诸贤之论著，及密乘经典，则较汉地为多。明代永乐间，曾取其经藏，翻刻成永乐版（见永乐八年《御制经赞》）。万历间，又翻刻为万历版。清康熙、雍正间，又翻刻为北京版（见雍正二年《御制序》。有云雍正曾自译《大威德金刚修法仪轨》，较之后世诸译为佳）。其中密乘经典，较之东密，尤有胜焉。唯汉地经藏，西藏所缺者亦多，如龙树所著《大智度论》、《十住毗婆沙论》，皆于戒学多所阐明，而其籍印度失传，藏中亦付缺如。仅知无著、寂天之书而已。又如无著组织瑜伽之作，有《显扬论》，广陈空与无性，阐发现观瑜伽；实为此宗根本典籍，藏土亦缺。至如唐代善无畏、金刚智、不空三藏，传自西南印度之密乘学术，两界仪轨，既具规模，多非北印学宗所及者（即作、修、瑜伽三部密法），若概纳于外道，岂非主观武断者耶！

佛学而宗注疏论说，衡以佛说"依经不依论"之旨，不无乳酥掺水之憾！精密可能过之，近似之言，常可变易原旨，以之参证则可，以之衡量其他，容有不当。唯宗喀巴之学，自明迄今，流传六百余年未替，而试举与汉地流行佛学相较，得失短长，不易轻议。如"华严"、"天台"、"三论"、"唯识"，诸宗之学，精深博大，各有独到。而云汉地无正真佛法，何其见之浅陋！华严诸疏、天台之《摩诃止观》诸论，岂无创见？尤以汉地唯识之学，则非藏土所及矣！若云藏密学者，必先习显教十余年，较之汉地学佛法者为胜，殊不知汉地宗师大德，皆有好学一生而不少怠者，因名匠辈出，互相赞许，不事文字之争耳。

西藏之密法

西藏佛法，固皆显密相共以行，至谓密乘，则谓不共之行，称能疾速圆满菩提，非余宗可比云云。由显入密，无别有发心，但始从一切共同陀罗尼仪轨（即息灾、增益、怀伏、诛降等八种仪轨），及密咒经典所说种种，进而修证两俱瑜伽、大瑜伽等本续。以各种真言之力，而得宝瓶、宝剑、隐身、如意树等八大悉地，则能疾具资粮而登正觉。而此种修行，悉待阿阇黎之灌顶加庇而后能入，故其始应竭财物以供养阿阇黎，得其欣悦而蒙灌顶，则罪业清净，堪任悉地矣。至以修行之实，应待亲承教授，非文字所可诠也（此种意义，《炬论》及《释论》中甚详，不再繁述）。

藏中密法，大体汇为四部：即作、修、瑜伽、无上瑜伽。作修之部，为资粮之修集，积福德基。瑜伽之部，已会福德智慧二种资粮而并修迈进。仪轨修法，均有一共通组织，即生起次第与圆满次第。所谓生起、圆满二次第者，于密乘仪轨程序而言，似乎有异于显教种种修学法门。然依佛法之信、解、行、证，次第而言，一切众生，由初发心而登正觉，无论何地何时，若因若果，固皆循此生圆二次第而修者。即如净土一宗，单以持名念佛法门而论，亦已具备生圆之序，而不别列其次第名目者，正为诸佛菩萨之密因密意耳。岂独于密宗而后有此奇特事乎！无上瑜伽之部，以喜金刚、上乐、忿怒文殊、时轮，乃至大圆满、大圆胜慧、各种大手印等法，为其宗之最殊胜者。由瑜伽而进修至无上瑜伽，视密法所特具之气脉明点诸法，又已视为余事。若大圆满、大圆胜慧、大手印，其所标旨，即有弹指成佛，立地见性之方便。故以无上瑜伽而论作、修、瑜伽诸部，乃为资粮位上修集之事。此中理趣方便，行持修证，渐近于禅宗，故有谓大手印等诸法，实同于禅宗。且谓达摩祖师只履西归之时，显化于西藏而传大手印法云云。然欤！否欤？乃历来心口之传说，无足为据。要之，大手印等之与禅宗比较，同异短长，显然不一。方法既殊，宗纲各别，若以之拟于北宗渐禅之法，恰尽相似。至于南宗正脉，则非上述密法所可窥测也！大圆满大手印等法，固已殊胜，然以禅宗"正法眼藏"观之，则迷封滞壳，摩挲光影，仍易滞于法执。所谓仗金刚王宝剑，踏毗卢顶领上行者，舍禅宗正法以外，其孰与归？

藏密之特点

通常一般异宗异学之于密宗，或赞或毁者，统皆以密宗修持方法中若干特殊之事，作为雌黄月旦，隔靴搔痒，言不中的，且于密宗显教理趣，大抵茫然。密乘之所谓密者，究其极则，非自谓其行怪索隐，盖菩提心印，妙密难明也。若言下顿悟，法外忘象，正如曹溪六祖所云："密在汝边。"复何秘密之有？然后返观一切世间出世间等等诸法，无非佛法。如实如是证入华严海藏境界，显密妙言，无一而不平实。

密乘中若干特殊方法，显而习见者，如礼拜、供养、护摩、念诵等法，似有异于显教各宗修持之趣。实则，如诸宗所习之禅门课诵、十小咒、蒙山、焰口等等，念诵法器，礼仪诸法，靡不来自密乘。原始佛法，以三十六道品、禅观、戒、定、慧等正统修持外，何尝有此科仪？方便权化，归元无二，未可是此非彼。若论密宗之注重气脉、明点、双身等法，视为外道，则正不知菩萨道中密因法行。双身法者，乃诸佛菩萨，为诱导多欲众生，设此一方便。《法华经》云："先以欲钩牵，后令入佛智。"有谓即吾国古代之房中术，则有毫厘千里之谬，谓其流弊为祸，自毋庸讳！气脉、明点之术，固为密乘所特尚，而言无上瑜伽者，视此仍为方便，未可与论究竟。气脉、明点，持为调身，血气之障未除，不能变化气质，而径言证悟菩提，非狂即魔。密乘学者有言："气不入中脉，而云得证菩提者，绝无是处。"以此视一般修持学者，盲修瞎炼，终至身病心执，愈求解脱，而愈被法缚，诚多优胜矣。他如密乘典籍中，有《内义根本颂》一书甚深，剖析人身气脉至详，取与吾国内经等书参读，精微奥妙，迥非现代解剖生理学医学等可及。惜乎世之学者，心粗气浮，未能身证其实验堂奥，玩忽弃之，浅陋轻狂，岂容回护！稽之显教各宗，以及教外别传之禅宗，若禅观诸经、止观修法、宗门参究功夫，虽不特别注重气脉，而调柔身心之妙，皆寓气脉于其中矣，唯后世学者未能深入耳！

密法特点，探其原委，气脉、明点等，事非奇特。若藏密融合显密共通，罗致异术，投之一炉，应众生心，遍所知量，对症下药，别开生面，综罗组织，蔚成奇观，洵为密乘特异之学。然无论其应用何种修法，统皆循有一定之五种次序，其次序谓何？曰："加行瑜伽、专一瑜伽、离戏瑜伽、一味瑜伽、无修无证。"如礼拜、供养、护摩、念诵、研习教理等等，皆为"加行"之事。专精观想，住于禅观等等，皆为"专一"之事。定久慧生，待至脉解心开，如"仰首枝头，即见熟果"，如"拔矛刺背，顿脱苦厄"，证悟菩提，还同本得，皆为"离戏"之事（所谓离戏者，谓诸离四句、绝百非之戏论法也）。入此"离戏"三昧，向上精进，打成一片，即是一味瑜伽。再进而得到"无修无证"果位，方入圆满菩提之域。密法中此种组织，钩索一切修法之要，次第井然，允为特点矣。亦有以前修加行瑜伽，而立四瑜伽之说。

显密优劣之商榷

西藏密宗，传入汉地，早在宋末。而以元室入帝，为鼎盛时期。明代表面上虽已销声匿迹，而流行于社会间，仍未根绝。清室入关，复挟之俱来。现代开藏密先声者，即以民初西藏大德多杰格西、白尊者等，来北京弘法开其端。汉僧相率留学西藏者，为僧大勇等随多杰入藏为始。此后康藏各派大喇嘛，若诺那、贡噶、根桑、班禅、阿旺堪布、东本格西等，先后相率来汉地弘化。各地僧俗随之入藏者，风起云涌，形成一种佛学界之时髦风气。回内地传法，而专门提倡密宗者，如蜀僧能海、超一等，为其中翘楚，译经则有法尊、满空、居士张心若等。欧美方面学者，因英人势力入藏探奇者，亦络绎于道。一般知识人士，学得密法以后，翻译经典甚多，例如密法中之六种成就法，汉文译本，远不如美国伊文思温慈博士之佳。一般欧美学者，常有以密法与印度瑜伽学互混研究，几已成为一种新兴之术，渐距佛法而独立一系矣。如欧美流行之催眠术，乃瑜伽术之支流也。抗战末期，有一法国女士（中文名戴维娜），寓居成都学习禅宗。据云，学佛二十多年，曾游学于印度、缅甸、日本等地，住藏中习密法，将近十年，且遣其子随贡噶上师已达六年。以其个人游学各国所得结论，称正真佛法，唯在中国，且以达摩宗（即禅宗）为最胜云。

藏密在现代崛然兴起，治佛学或专事修行者，耳目为之一新，优劣争辩，于以枝蔓。崇密宗者，则云修习密法，必可"即身成佛"，次亦可"即生成就"，最迟或三生至七生。复云：密宗学者，"即身成佛"，神通可征。又云：密宗之方便殊胜，显密双融，皆非各宗所及，中国无完美佛法，禅宗乃邪见，且引唐代在藏弘法汉僧大乘和尚为证。毁密宗者，则云：密宗之法，乃魔外之说，托依佛教而立足。复云：密法乃偷袭中国道家方术而改头换面者。口给干戈，均为智者所笑。佛于显教，虽云由博地凡夫而至成佛，须经三大阿僧祇劫，而经云："劫数无定。"且今生修持，孰知又非三大劫来，唯欠此一生？稽之中国历代大德，尤其禅宗，能"即生成就"，或"即身成就"者，代不乏人，而皆持律綦严，不以神通为尚。记载所传，历历可数，择其彰明较著者，如六祖展衣布山，有四天王坐镇四方，复如引头就刃，如击木石。邓隐峰禅师，飞锡腾空，倒身立化。普化禅师，振铎归空，即身超脱。元珪之服岳神，破灶之度土地。黄龙师弟，皆具神通。普庵师徒，神变莫测（相传之普庵咒，灵验殊胜）。唯禅宗风尚，不以神通为胜，恐乱世人知见，其密行密意，有非密法可测，岂地前菩萨所可妄议！故有赞禅宗实为大密宗也。若谓气脉、明点、双身等法，可得"即身成就"，事非显教及禅宗所能；稽之密典，修此等法，仍易落于欲界、色界之中。于光影门头事多胜境，直超圣量，立地成就，仍须有审慎抉择于其间。禅宗大德，见性之后，此等功用，不期自生，唯皆不作圣解耳。视密宗之执著胜法，又有过焉！至谓大乘和尚，唐时在藏传化，其人立说，近似禅宗，以为直指人心，乃得开悟佛性，依教修行，均徒劳耳；以是流于放逸，全无操持，后因莲花戒来自印度，陈词破难，和尚无以应答，遂放还汉土。观大乘和尚所说，尚未及禅宗所谓之知解宗徒，何论实证？以之概汉土禅宗及各宗佛法，皆纳于大乘和尚之流，实无异因噎废食耳。

论者谓密宗皆为魔外之说，拟托佛教，立言亦嫌过于草率！密宗诸法，诚为纳诸异术，熔之一炉，权设普门广度，既为对待诸异学魔外之说，亦复遍逗群机，导之八大觉智海，终结与第一义而不违背，则于魔外何有哉！佛所说法，五蕴、八识、天人之际、因明之说，皆非初创，亦如中土圣人，述而不作，删集以成。考之印度婆罗门及诸异学等，原有吠陀诸典，皆显见易明。岂可尽举佛法而付之魔外乎！佛所证悟之不共法行，独为第一义谛之不可说、不可思议之"性空缘起，缘起性空"中道不二法门，此非诸异学魔外所可妄自希冀者。密法极则，以佛之正知正见为归，途中化境，皆为权巧方便。若未见本性，而证悟菩提者，心法未明，统为魔外亦可，何独于密法而斥为魔外乎！至谓密法乃偷袭中国道家方术，或谓道家乃学习密宗法门，此二争端，千古无据。要之，方法相似，且几不可分，门庭设立，各有差别，姑存而不论。或疑为远古法源，皆出于一途，源流枝蔓，因时间空间而独立发展。道家修法，常有崇密咒以及作、修、瑜伽部分之术。而密宗祖师，身为汉人者，亦大有人。如大圆胜慧法中，"澈却"、"妥噶"二法，据云：原由普贤王如来证得本具五智体性，显现五方佛，传金刚萨埵，递传极喜金刚（嘎拉多杰）至妙法喜，复传与希立省（汉人），递传住罗叔札、婆妈拉别札，至莲花生大师云云，唯密宗传法上师，不限于僧俗，而严于得法，此尤与显教各宗不同耳。观音以三十二身而应化世间，华严以万行庄严，纳诸圆觉，事非佛智，难以窥测。疑谤互从，不如自省，偏执之争，正见其未达也。东密盛行于唐宋，早已与显教合流，如禅门日诵中，密咒部分、瑜伽焰口等，随处皆是。诸部密法，大致在藏经中可见，不再繁述。

学佛乃大丈夫之事，非帝王将相之所能为，无论志学何宗，要当以证悟无上菩提为归。若欲达此，首当自廓其胸襟，广其识见，穷理于诸说，行脚遍天下，然后以教乘戒行，滋茂福德，使能自成法器，方有相应之分。唐太宗所谓："松风水月，未足比其清华！仙露明珠，讵能方其朗润。"有此气度，方能会万物于己。若目光如豆，心仄似拳，先入之见塞其胸中，门户之争堵其智思。无论习教学禅，若显若密，皆非所望矣！何则？佛能通一切智，穷万法源，心等太空，悲无缘起，岂局促一隅者，所可妄冀乎！

禅宗与密宗

影印《雍正御选语录》暨《心灯录》序

（一）

纷纭万象，劳碌人世，众生以得解脱为乐。为解脱故，有求道之事。为求道故，有禅等诸学之作。有禅之学术故，于不落言筌，不立文字之余，有诸经语录之识。语录之作，本于无说无法中强示言说，使会者舍指见月，得鱼忘筌。孰意一落筌象，即有承虚撮影之辈，执文言情境而觅禅机，如麻似粟。于是建立门庭，聚讼坚白，不一而足。降至今世，谈禅成为专门之学，齐鲁道变，还珠买椟而说空蕉鹿梦者，朋从尔思，多如恒河沙数。自由出版社萧子天石，适际此时，影印《雍正御选语录》与《心灯录》二书，嘱以为言，骑牛觅牛，虽有画蛇添足之嫌，亦当勉起为其点睛，冀使二书再度问世，使禅之为学，从此破壁飞去，返还本来面目。

读书不难，读书不为书困，不为目瞒，入乎其内，出乎其外，别具只眼为难。禅宗诸经语录，为天下奇书之首，亦为世上最难读懂群书之冠。唐宋以还，宗门语录丛出，有读懂其书，视如无书之士，撷其精英，集其简要，使后之来者，易于出入慧海，涵泳性天风月者，乃有编纂禅宗书之作如《传灯录》、《人天眼目》、《五灯会元》、《指月录》等继集成风，皆此类也。要皆匠心独运，各自甄拣先哲，以示异同。雍正手自编选语录，亦为抒其见地，剖陈珠玉以示世，以显其磨穿砖镜，咬破铁馒之能事。《心灯录》则列为禁书，凡山中林下，参究宗乘之士，亦视为毒药，信为魔说。何以故？

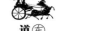

此中隐有清代历史文化之另一巨案，素为通儒硕学暨禅门衲子所忽略，几已不知其究竟之因缘矣。

（二）

爱新觉罗氏崛起东北，以孤儿寡妇率三万之众，席卷华夏，臣服五族，历二百六十余载，代更十帝，终以孤儿寡妇毕其社稷。称今追昔，视帝王之尊荣，浮云太空，逝如春梦。然其入关之初，乘时继统之命世帝才，如康熙、雍正、乾隆三代父子，虽上溯汉唐隆盛，并无愧色。后之论史者，每况其武功之烈，或统驭之严，而略其砥定有清一代文治之懋也。康熙以幼冲继位于未定之局，削平诸藩于内忧外患之际，内用黄老，外崇理学，励精图治，躬亲力学，晓畅天文、历算，擅长中外文言，颁行圣谕条训，集孔孟人伦孝悌之义于笃行，以弭明末诸大儒履践忠君复国之学于无形。且著述群典，网罗思辨学致之士，尽瘁于博学鸿词之间，固亦有功文化学术于来世。然持弄先王仁义之说，为当时统治之权宜，使前明遗老，失据于素王圣贤之域，不入于醇酒美人，即遁于丛林布衲，而反躬诚明于法王觉海，淡泊其忧愤，遂使元明以来敝禅，稍振儒佛不分之宗风。康熙游刃于黄、老、孔、孟仁慈之术而暗于方外，致使逃禅韬晦者，得以潜养其兴复机运。

雍正蛰居藩邸，屈志潜飞。初则因宫廷崇信佛道，窥奇禅悦而从迦陵性音禅师，与章嘉呼图克图志学禅密，得识濡沫江湖者之用心利弊。故登极以后，不惜以九五之尊，躬自升堂说法，秉佛谈禅，谦居为宗门伯匠，与诸山长老较一日之短长。从学之徒，近有王室宗亲，远有比丘禅和，黄冠羽士。遂使山林沉潜之耳目，尽入彀中。其屡诏削灭汉月藏法裔，严令尽入临济宗乘，既以澄清王学末流蠹蚀宗门之颓风，复塞前明非常之士隐沦山岳，逃迹湖海之思路。轻举无为无不为之旨，活用于禅机道佛之间，可谓瞒尽天下老和尚眼目。虽然，雍正自于宗门作略，并非徒作口头禅语，捏弄空花阳焰于野狐队里，固已笃践真参实悟于行证之途，迫出一身白汗，深得拈花妙旨。其开示三关见地，印以唯识知见，迥出常流。且选辑语录，揭标《肇论》，永嘉为先，以寒山、拾得为辅。诚为独具只眼，昭示释迦心法东来之禅宗，实受中国文化儒道学术灌溉而滋茂也。至于唐、宋以来宗门，则以沩、仰、赵州、云门、永明雪窦、圆悟克勤为主，以清初禅门宗匠玉琳琇、茆溪森为殿。过此以往，则目视云汉，自许荷担禅宗开继之任，即自称为圆明居士住持之当今法会而已矣。而拣择禅门宗匠之外，于道家，则独崇张紫阳为性命圆融之神仙真人。于净土，则推尊莲池大师为明末郢匠。且捞漉历代禅师之机锋转语，以自标其得正法眼藏之妙用。寡人位置大雄峰顶，气吞诸方。直欲踏破毗卢顶上，会法王人王之尊于一身。抑使儒冠学士与方外缁素，钳口结吞，无敢与之抗衡，狂哉豪矣！可谓荟萃魔佛内外之学于一炉，继康熙定鼎之后，清廷帝子英才，舍此其谁。

（三）

但自清初以后，禅宗之徒，别持三世因果之论而作异说，传称雍正为明末天童密云圜悟禅师之转世。密云悟者，宜兴蒋氏子，幼时不学而慧，长事耕获樵苏。偶读六祖《坛经》而策心上宗。年二十九，弃家披剃，得临济宗传。密云高弟汉月法藏禅师者，无锡苏氏子，为明末儒生。剃染后，初从密云受其心印而名噪一时。于是明末清初，避世入山，与逃儒入佛之文人志士，皆入于汉月藏之门。师弟承风，互相标榜。俟密云发现汉月知见未臻玄奥，且薄视师承，常以实法予人而为禅宗授受，即力斥其非，著《辟妄》之文开示正见。而汉月弟子固多明末宿儒名士，习于儒林鄙见，素视其师祖密云悟出身寒微，不足为齿，复著《辟妄救》一书以力维师说。密云鉴于其已成之势，乃密以临济法统转付破山海明禅师，破山亦避乱返蜀，隐于其皈依弟子秦良玉之戎幕。迨张献忠之攻渝州，破山曾不辞腥秽，化导群魔，救免戮杀者，存活无数。从此禅门知见之争，与文字之论，未因明清异代而稍戢。及雍正出而鼎擎密云法统，力灭汉月一支为魔外之学，扫穴犁庭，方致销声匿迹。上谕二则，皆切中僧伽流弊，无可厚非。故宗门相传雍正为密云悟后身之说，言之凿凿矣。自清初至今二百余年，汉月之禅与学，已不得而见。汉月其人其事，稽之逸史，亦不多觏。意为逃儒入佛之明末名士，洵无可疑。今所仅存者，唯汉月遗绪湛遇老人所著之《心灯录》，独得见其概要。民国二十余年间，有湖北万氏倡《心灯录》之禅为极则，为之梓版而广流通。而著者湛愚老人之事迹，犹茫然未详。书中屡称三峰，即汉月往昔虞山隐居之别庵。由此而窥汉月知见传承，亦足多矣。

《心灯录》之禅说，首标释迦"天上天下，唯我独尊"之宗旨为直指，辅以〇圆相为真诠。世尊说法，于般若，而标无我，无相，无说为依归。于涅槃，而揭常乐我净为圆极。于华严、唯识，而立非空不有之胜义。如珠走盘，无有定法可得。而《心灯录》建立独尊之"我"为极则。以〇圆相为玄奥。予人有法，立我为禅。故具透关手眼而留心宗乘如雍正者，宁不颠扑而无容其流衍耶。稽之《心灯录》之见地，实从明末阳明学派心性之说与禅学会流，亦即援儒入佛之异禅也。立〇圆相以标宗，盖取诸道家与宋易太极学说，指一我为究竟。盖取诸《大学》慎独与王学良知良能之知见。循此以往，分梳历代禅师公案，机峰转语之断案，一使读者闻者即知即得而为之首肯，适与般若实相无相，涅槃妙心之旨背道违缘不知其几千万里。雍正拈提《肇论》，当可以救其偏。虽然，道并行而不悖。孟子非杨墨，而杨墨得以显。孔子杀少正卯，而少正卯因仲尼而并彰其名。时异势易，何须雍正之斤斤。但留为后之具眼者，拣其染净，参其几微，容何伤哉。

（四）

异者有曰，雍正既趋诚禅道，何其心之忍，而其行之残耶。此盖囿于稗官野史之说，谓其夺嫡与血滴子之传闻，及其被刺而不保首领之言耳。夺嫡一事，亦为清廷疑案之一，确证为难。然例之唐太宗、宋高宗处骨肉间事，古今中外权位攫夺之事，常使智者慧珠晦吝，理难焚欲者，数数如也。雍正参禅虽已具透关之见，而身为帝室贵胄，乏良师锻炼于造次行履之际，虽自号圆明，实明而未圆，极高明而未道中庸，此为其病耳。大丈夫若无泥涂黄屋，远志山林之胸襟，不淹没于富贵尊荣者，甚为稀有。至于统驭过严，逻察以密，乃局限于当时种族私见之治术，昧于礼治之本。而观其著《大义觉迷录》，以抗汪景祺、曾静、吕留良等民族志士，作文字之争。则知自康熙以还，清廷治权，遍布思想障碍，虽枝叶茂盛而根基未稳。故一变罗致安抚之策，而为锄芳蕳于当门之计，其未臻君子大人明德之度，亏于王道之政，过无所逭也。然而《觉迷录》泯民族之歧见，如易时易位而处，用之今日五族平等之说，庸有何伤。且其除弊政而振乾纲，著《朋党论》而督诫廷臣之阿私，更考试旧制而责成徇私取士之宿患，革削隶籍与山西乐户以除奴隶之陋习，升棚民惰民于编氓以持平阶级之善政，在位十有三载，而使中外臣伏，平民感恩，济康熙宽柔而以刚猛，故有乾隆坐享六十余年升平之盛世。微雍正，岂偶然可致哉！递此以降，清室帝才，卑卑无所建树。乾隆以后，衰乱已陈。论清史者，每比雍正为汉景之刻

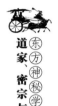

东方神秘学

道家、密宗与

南怀瑾

薄。核实言之，汉景碌碌，不足为埒，未必可为定论。迨其生死之际，事涉臆测抑犹仇者之诅咒，盖吾汉族先民所期望杀之而甘心之说欤！霸才已矣，王业不足凭。英明如雍正者，孰知于一代事功之外，独以编著禅宗语录而传世未休。于此而知学术为千秋慧命大业，非毕世叱咤风云之士所可妄自希冀也。若使雍正有知，当于百尺竿头，废然返照，更求向上一著，行证解脱于禅心乎！

西藏佛教密宗文化简述

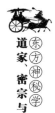

    研究西藏佛教文化，是一个专门的学术问题，不是约略可以说明，也不是现势所需要，现在只从几个要点摘要述说，作为常识了解而已。并且依照历史演变作阶段性说明，比较容易清理出头绪来。

    自唐太宗贞观十五年间，文成公主遣嫁于藏王以后，西藏才决心建立文化，派遣宗室子弟到印度留学佛教，依梵文"笈多"字体创制文字，翻译佛经，并请北印度佛教密宗大师莲花生到藏，建立密教，西藏文化从此奠定基础。但当时从文成公主入藏的几十位儒生道士们，也播下了不少文化种子，据我所知道的，西藏原始密教，有一部分咒语和符箓与坛城等（坛城具有原始宗教图腾的作用），与道教南宫正一派的很相似。同时在西藏，也可见到刻画的八卦与太极图。喇嘛们的卜卦方法，大体也用天干地支配合奇门遁甲的算法。就是到现在西藏所用的历法名称，还同我们古老的十二生肖象征阴阳气序的纪年方法一样：例如鼠（子）年，牛（丑）月，虎（寅）时等类。还有在密教未传入西藏之前，本土原来有一种巫教，俗名称之为黑教或笨教，到现在仍然存在。现在的青康两省边境，大约还有黑教徒千余人。这种巫教，与道教符箓派，更多相同之处。在元代与刘福通等的白莲教，清代的红灯照，都有关系。这类远古遗留的巫祝与方术，不单是一个蛊惑性的邪术，有时候还牵涉到政治问题。清代康熙、雍正、乾隆三朝，对新疆西藏边地的用兵，与明末遗老，隐迹边疆，组织教民以图复国的事有关，巫教也屡被运用。

文成公主是一个具有才能，并且有坚定宗教修养的女性，当其遣嫁西藏，从她个人来说，是一种痛苦的遭遇。以一个有高度文化水准，生于文明国度的知识女性，去做落后地区的妃子，确有无限悲苦和重大的牺牲之感。汉唐以来的和蕃政策，留给人们许多哀怨的思情。例如汉元帝时代的王昭君等人，都是为国家政策而牺牲自己个人幸福的伟大女性。所以后来诗人有讽刺"汉家长策在和蕃"的类似吟咏，隐隐约约都认为这种政策是民族的一种耻辱，其实，也只是一个时代的政治观念的不同而已。文成公主的个人遭遇虽然不幸，她却为唐朝降服了西藏，亦为西藏开辟了以后的文化基础。西藏境内拉萨等地，有许多地方与寺庙建筑，相传都是文成公主或莲花生大师看了阴阳风水才决定的，并且有若干地区，到现在还列为禁区，不敢动土开辟。西藏境内的五金矿藏很多，但到现在还坚奉祖宗遗训，不许开采。

西藏自初唐从印度传入佛教，亦正当玄奘大师取经回国时期。那时印度佛学，已多为后期佛学，唯识、中观、因明，与弥勒菩萨五明之教，特别昌明。般若毕竟性空与唯识胜义实有的论辩，各擅胜场。所以西藏的佛学，一直保有这种论主派明辨的学风，思维极须正确，辩论务必精详，往往为了一个问题，穷年累月，互相研究讨论，孜孜不休。这种治学精神，非常值得钦佩，保持印度后期佛学的遗风（可参考唐玄奘法师传）。就是现在的西藏，要考取得一个格西（法师）的资格，必须积十余年学问，当着僧俗数千人，或数万人面前，公开辩论一个佛学主要题材，经大家倾服，才公认他的学问修养，可以做格西，才取得法师的资格。关于佛经的翻译，因其文字根本脱胎于梵文，译来比较容易准确，经典也多一些，大体与内地翻译的差不多，但其精神，特别注重密教，所以密宗部分，比内地翻译多了许多。其本土先哲著作，也很丰富。不过内地译本，亦有少数为藏译所无，如般若部的《大智度论》等。唯西藏人对佛学修养，自视甚高，认为内地几乎无佛法，简直有些闭户称尊的气概。内地一般倾向西藏密宗的学者，甚至也随声附和，未免有冒昧学步，自他两误之嫌。

密教佛法部分，多半自莲花生大师所传，与内地唐玄宗时代，印度密宗三大士——善无畏、金刚智、不空三藏传入中国的密法，大致相同。我们的密宗佛法，由盛唐到宋元，都很盛行，到明朝永乐年间，才明令摒弃，除保有少数无关宏旨的咒语与方法外，都流传到日本。现在一般分别，称传入日本的密宗叫东密，西藏的密宗叫藏密。藏密的特点，有些的确是东密所无：（1）藏密融会印度婆罗门教、瑜伽术等的修身方法，进而修炼精神，升华超脱，以入佛法心要大寂灭海的境界。用现代术语说，是一种最高深的身心精神科学，实验心物一元的实境。它的方法，也很合乎现代的科学化，所以现在欧美人士，如德法英美等国，倾心学习者很多，推崇备至。这一部分理论与方法，许多相同于内地正统道家传承的方法，但非一般旁门左道可及。（2）藏密中有一种调治心性之学的方法，如大手印、大圆满等等，同内地的禅宗又极相同，这种方法与学理，摆脱宗教的神秘色彩，直接证验到"明心见性"的境界而且历代传承的祖师当中，亦有汉人，只是不及禅宗的神悟，始终落于筌象之中。密宗到底属于秘密教，咒语的难解，效果的神奇，配合虔诚的宗教崇敬信仰精神，加上未经开发的森林地带，与雪山的神秘性，故使整个西藏，永远笼罩在神秘的气氛当中。此外，密教还有一特点，其精神虽然出离世间，其方法不是完全遗世，它是联合人性生活而升华到佛性境界的。因此他们的修持，有一部分包括男女双修的双身法，流弊所及，祸害丛生。宗喀巴大师的改革密宗，创立黄教，就是针对这种方法的反应。大家看过北京雍和宫的双身佛像，一定会有许多疑问。其实，这只是密教的一种方法，说明人的生死之际，就在一念的贪欲迷恋，转此一下子，可以使精神解脱，升华到身心物欲世界以外，趣入寂灭境界，得到不可思议的妙乐。可是正因为其方法，利用人性兽性的习惯而自求超脱，反容易被人托辞误解误做，唐到宋元明间，密教在西藏的情形便是这样。甚至，牵连蒙古在内。

宋代有印度佛学大师阿底峡入藏，提倡正知正见，传授中观正见的止观法门，著有《菩提道炬论》，影响西藏佛法甚大，由此种下了明代宗喀巴大师改革佛法的种子。那时，有一内地学禅宗未透彻的僧徒，名大乘和尚，跑到西藏提倡中国佛法，标榜无想念为宗，号召徒众亦不少。后来与阿底峡弟子当众辩论，被驳得体无完肤，狼狈而逃。所以西藏佛学界，一直认为内地无真正佛法，就有也很幼稚可笑，主观的观念，即栽植于这件事上。抗战时期，黄教东本格西，到成都讲经，还是这样说法，曾引起一场辩论。其实，他们对内地真正佛法的确茫无所知。就以黄教的中观正见，所传的止观法门，与内地正统禅宗，及天台宗的止观定慧法门相较，并不见有特殊的超胜地方。

明代永乐年间，宗喀巴大师创立黄教，根据阿底峡尊者的《菩提道炬论》，著作《菩提道次第广论》与《略论》，以人、天、声闻、缘觉、菩萨道的五乘次序，贯串戒、定、慧、解脱的究竟。同时又集合密教的修法理论，著有《密乘道次第论》。加以严守戒律，清静专修，注重弥勒五论的发扬，确为西藏密教放一异彩，他的传承教法，一直流传到现在。自文成公主进入西藏，宗喀巴大师感化西藏，使西藏的文化，达到一个完整的高峰。虽然如此，历史的演变，盈虚消长，穷通变化，永无停止。

西藏密教，自初唐到现在，大致分为四派。（1）宁玛派（俗称红教），后又分为五小派。现在多半还流传在后藏及青康等边区。（2）噶居尔派（俗称白教），内分九小派。现在主要传承，在西康打箭炉木雅乡的贡嘎山一带。（3）萨迦派（俗称花教），从元代大宝法王以后，一直在前后藏各地及青康等处流传。又循金沙江流域，如云南怒江、丽江等地，亦传承此派密教，极具声望。（4）宗喀巴大师所创的黄教。现在前后藏的达赖、班禅，蒙古的章嘉大师等，都是掌教的领袖。现在美国旧金山传法的帝洛瓦喇嘛，也是蒙古有权威的有道高僧。

上面所讲的前三派，都从历代沿革改变而来。但依黄教看来，认为并非正见的佛法。黄教的修法，除中观正见，止观法门以外，密教佛法，特别注重大威德金刚修法与时轮金刚修法。如第九代班禅大师在北京南京各地，先后举行时轮金刚法会，有十一次之多。清兵入关之初的几位皇帝，都亲自学习过密宗，如雍正、乾隆皆是此中行家。以前我在西康，据几位汉僧喇嘛说：《大威德金刚仪轨》，雍正曾经亲自翻译一次，为历来密宗译本中最完善的一种。我曾为此译本，多年寻访，现在还未找到。由此可见清朝在政治上的措施，任何事都很小心，所以雍乾两朝，对蒙藏的政策，从清廷立场来看，确有其独到的成功，在此不必详论。

现阶段中的西藏，大体仍很保守，但上层社会，确实具有高度的文化知识，如一般大喇嘛与贵族们，能通英文者很不少，对于世界现势并非不了解，或者比一般看法，更有深刻的理解。不过他们是安于平静无忧的生活，不想与外界多接触，大有希望外界遗忘了他们一群的气概。他们认为西方物质文明的发达是发疯，科学领导世界人类会快速地走向灭亡之路。西方人偏重专制式的教条信仰，是盲目的迷信，缺乏智慧的分析，佛学是注重智慧的追求使精神和人格升华，不是盲从迷信的。他们内心深知要西藏永远安定，只有中国强起来才有保障，是有时间空间性的。并且有若干问题，实在也是以往处置错误，与边地汉人的互相误会逼迫出来的。

西藏的大喇嘛们，毕生修习密教佛法，是具有长时期严格的学术修养，加以数十年做工夫，实地体会的经验，的确不能忽视。他们一个正式的喇嘛大师，从七八岁开始识字授学，就读佛学，必须有十二年专心一志的研究，对于佛学大多要全部了解。等到学成以后，参加大法会的考试，取得格西资格，才可以讲经说法。再要专修佛法，还须从师学习密教，专其心闭关或住岩洞修持，往往有达数十年以上的。所以他们对于"教、理、行、果"的过程，是经过笃学、慎思、明辨的严格程序。行为和技能的修养，根据大乘菩萨道，必须依次学习五明：（1）声明（包括文字学，乃至外文等）；（2）因明（包括佛学教理的逻辑及至普通哲学等）；（3）医方明（包括医药，方技，红教的还有剑术武功等）；（4）工巧明（包括绘画、雕刻、织毛毡等）；（5）内明（心性修养佛法的最高境界）。一个真实有道行的喇嘛，具有这许多学术修养，实在不应该视为文化落后的人物，否则，不是盲目地自满自尊，就是盲目地轻蔑他人。学问之道，首重虚心既不能自卑自轻，也不能自大自满，必须要虚怀去接受，才能贯通。喇嘛们虽然为纯粹虔诚的佛教僧徒，但是还须在普通佛教戒律以外，受有密教的特别戒律。为了护教护法，他们可以随时放弃不杀戒，脱去僧衣，为抵抗侵略，扫灭魔军而争斗的。

清末民初之间，汉藏文化，渐起沟通现象，北京有西陲文化院的成立，直到抗战期间，在成都还挂有这块招牌。民国初年，西藏喇嘛白普仁尊者，与多杰格西，到北京弘扬藏密，引起一般僧俗的兴趣，所以有汉僧大勇法师赴藏学习的创举。大勇到了西康就圆寂了，抗战期间，据说已经找到大勇的转身灵童，又入藏学密去了。以后有法尊法师、蜀僧能海、能是、超一等入藏学习，他们都是学习黄教，后来都名重一时。其他僧俗人等，也有很多到康藏学密宗，或学红白等教，或专攻红教。不过黄教的喇嘛们，始终看不起其他各派的教徒，认为他们佛法已有偏差之嫌。甚至，视同外道。同时康藏各派的喇嘛活佛们，也源源而来内地传法，如红教的诺那活佛，白教的贡噶活佛，花教根桑活佛，黄教的东本格西、阿旺堪布等等。其中除诺那活佛，我是间接从学以外，此外几位，都曾亲自依止学过。据贡噶活佛同我说：内地人士，大乘根器很多，例如破哇一法，在康藏修持，得到成就者，十人中之二三而已。而在内地，学者差不多都能有小成就，实在可喜。我当时说：此所以达摩大师来中国传佛法心印，说东土有大乘气象也。上面所述这几位大师们，少数都经历西南诸省会传法，也有深入中原，到汉口、上海等地的。影响所及，近年密宗佛法的盛行如雨后春笋。若干人士，对内地自己的佛法，欠于真实了解，偏颇地倾向密教，视为最高无上的心理，似乎有嫌于高明。其实，多是不认识自己，对于藏文又欠修养，故有这种变态。这种现象与风气，恰与盲目地崇拜西洋文明，抛弃国粹，时间和情绪，都在同一时候产生，实在为这一时期中国文化的病态。再说汉僧赴藏学习的学僧当中，有少数人受到当时政府驻藏办事处的资助，回到内地弘扬密宗的，以法尊与能海二人，各有各人的成就。他如超一法师，亦可弘化一方。法尊从事翻译，能海从事传法。还有一位学僧名满空的，对于红白花教了解颇多，一般所用密教法本，多是他的翻译手笔。他们的藏文程度与佛法修养，究竟如何？我不能武断，可是翻译法本，大都晦涩生硬，并不高明，觉得美中不足，内中有很多问题。倒是在藏学密的英美人士的译本，反较为清晰，但又偏于科学的机械式，难以标明理性的最高境界。可是翻译事业难以甚善甚美，不禁更为追怀前贤如鸠摩罗什、玄奘大师们的伟大智慧。

西藏密宗艺术新论

东方神秘学

道家、密宗与

南怀瑾

　　人类精神文化的延续，在言语文字之外，应该首推绘画。上古之世，文字尚未形成之先，在人们精神思想的领域中，凡欲表达意识，传播想象之时，唯会借画图作为表示。中国文化之先的八卦、符箓，与埃及的符咒，印度的梵文等，推源其始，都是先民图画想象之先河。降及后世，民智日繁，言语、文字、图画、雕刻、塑像，各自分为系统。而绘画内容，亦渐繁多；人物、翎毛、花卉、山水、木石，由平面的线条画，进而至于立体。抽象与写实并陈，神韵与物象间列。由此可见人类意识情态综罗错杂，不一而足。但自穷源溯本而观，举凡人类所有之言语、文字、图画等等，统为后天情识之产品。形而上者，原为一片空白，了无一物一事可以踪迹。故禅门不取言语文字而直指。孔子以"绘事后素"为向上全提，良有以也。

　　由图案绘画而至于描写人物、神像，在中国画史而言，据实可征，首推汉代武梁祠石刻。过此以往，史料未经发现，大抵不敢随便确定始作俑者，起于何代何人。自汉历魏、晋、南北朝、唐、宋以还，佛教文化东来，佛像绘画与人物素描，即形成一新的纪元，如众所周知的云冈石窟、敦煌壁画，以及流传的顾恺之的《维摩居士图》，吴道子的观音菩萨等，形神俱妙，但始终不离人位而导介众生的神识想象，升华于天上人间。

　　然自隋唐初期，随佛教东来之后，由中北印度传入西藏之密教佛像，神精笔工，形式繁多，颇与当时敦煌壁画相类似。唯大行于边陲，中原帝廷内苑供奉，亦少所概见。迨元朝以后，方渐流行。明、清以来，民间稍有流传而亦不普遍。在绘事而言，西藏的佛画、雕塑，均与内地隋唐以前，同一法则。所有佛与菩萨之造形，大多都是细腰婀娜，身带珠光宝气，如佛经所谓"璎珞庄严"者也。宋元以后，凡内地之佛像，大体皆喜大肚粗腰，颠顸臃肿，肌体以外，最好以不带身外之物为洒脱。由此可见，隋唐以来之佛像，无论绘画或雕塑，多具有佛经内典的宗教气氛，以及浓厚的印度文化色彩。宋元以后，画像与雕塑，亦受禅宗之影响，具有农业社会的朴素，人位文化的平实。从此大概而言，要当如是。

晚清以来，文明丕变，西藏密宗忽又普及内地。而中国与流传日本的显密各宗，彼此互相融会。旧学、新说之外，连带久秘边陲之藏密佛像、图画、雕塑，无论为单身、双身或坛城（曼荼罗），已非昔日锢闭作风，大部公开流传。抗战时期，成都四川省立图书馆，曾经举办一次西藏密宗佛像原件的大展览，洋洋大观，见所未见。及今思之，当时这批博大文物，想已烟消云散，不知是否尚在人间，颇为怅然！

初来台湾时，显教之经典画像，亦寥寥少见，遑论密教文物，间或有之，大抵皆深藏不露，视为绝不可公开的神圣瑰宝，不是视同拱璧，即是价值连城。佛说："法无正末，隐显由人。"今之行者，不知与时偕行之理，徒以抱残守阙之愚，欲与科学时代之公开文明相拒，岂非自取灭裂。《易》乾文曰："先天而天弗违，后天而奉天时。"此理不明，后又忽焉大变。凡藏人僧俗携出之佛像，绘画的、雕塑的，均可于海外各地随便收购而得。而国内行者缺乏整体概念，不知从文化观点作一统筹搜集，致使吾佛如来、诸大菩萨，亦皆随时与势易，流落他方。而二十余年后的今日，大多藏密佛像，已在美国被人搜集而作学术性、艺术性、神秘性的公开翻印，公开研究。无论为单身的、双身的、坛城的，皆有黑白集与彩色集之影印，与大幅像，小型像之销售。青年学生留学彼邦者，或为崇敬请购，或为趣味欣赏，大体都视为奇异刺激而疑情顿起。国故外流而家人乖睽，自家文化宝藏不识而求珍于异域，良可叹也！

但在美国而言，密宗画像之搜集翻印，初由少数医生，试用密宗的神秘修法，作医学治疗试验。渐而扩充为精神科学的研究，将摆脱宗教色彩而形成新文化的一系。与原始宗教信仰的形式，已大异其趣。且已有人将莲花生大师与各种坛城图案，做成旅行袋或腰带背心上之装饰，蔚成一时风气。思想形态古今变易，宗教信仰与物质文明互相抵触，卫道者仅从表面视之，颇为忧愤。殊不知未来科学发展的归趋，正为剖寻昔日宗教的目标，终无二致在。过去在民智未开之时，宗教以神秘作风指示生命的真谛。现今以后，科学以精详剖析，探讨生命神秘之究竟。即俗即真，空有不二，不受形拘，但求神髓，终至两不相妨而相成也。

唯今国外因密宗艺术佛像之公开出版，质疑函询，争论繁兴。今就其中问题之荦荦大者，并此寄语。

一为密宗画像之形态问题。

如由表面视之，此类画像已失去显教佛像庄严慈祥本色，且坦然言之，却易使人生起狰狞怖畏之反感，何况大多不类人形，又异习见物像，其故为何？曰：在佛而言佛，一切佛皆就体、相、用而取法、报、化三身之别名。显教佛像之庄严慈祥面目，乃表示本性清净法身之本来。密教佛像之奇形异态者，乃表示化身、报身之各具因缘。诸如多目、多头、多手、多足、多身、异类身等等，统为佛学内涵之表相。举一言之，如大威德金刚像之怪异，实皆为显教教义之图形，旧称谓之表法。如云：九面者，即表大乘九部契经。

二角者，表真俗二谛。三十四手，加身语意三门，即表三十七品。十六足者，表十六空。右足所蹈人兽等八物，表八成就。左足所蹈鹜等八禽，表八自在。躬形，表无挂碍。发竖，表度一切苦厄。他如有身具三十六足者，即为三十七菩提道品之表法。十八手者，即为大般若之十八空，亦为十八界。三眼者，即三明，亦为佛眼、慧眼、法眼之示相。九个头者，为九次第定，亦示大乘以十度为首。两只角者，即为智慧庄严、福德庄严之示现。其面为牛头者，即具大力之意，亦含有印度文化习惯观念，尊重牛的象征。风土人情不同，不必拘为一谈。全身璎珞庄严者，表示一切差别智的圆满。脚下有许多的牛鬼蛇神，人非人等，即表示解脱下界，破除魔军，升华绝俗之意。其他画像如六臂者，即表六度法相。四臂者，示慈悲喜舍风规。凡此等等，皆为佛经义理之图形，故为浅智众生，由识图而明义而已。是以经说大威德金刚，即为大智文殊师利化身。举此一例，余由智者类推可知，不必一一详说。

至于各种坛城表法，与人身气穴亦有关联。如莲花为心脉气轮，三角为海底脉气轮，但视初生婴儿之外形即知会阴为三角地带也。在此附带说明今日针灸之学，一般皆未仔细研究及此。盖人身之气穴，并非完全如圆形，正如天体星星相同，有三角形的，有长方形的，有椭圆形的，有六角形的等等。故有时用针，抽出稍带血迹者，虽无碍人体，但实不知人身乃一小天地，某部某穴，如天体星星的布列，应属何种形状，倘在三角形穴道之处，针偏外角，已非正穴，略偏外围，故触及微血管，拔之即有血迹。如明乎此，对于针灸气穴之通用，又当另启新境界也。此乃古传所秘，我今在此亦明白说出，俾更有益于医学。如用佛学术语，则可说：以此功德，回向法界众生，同得康乐之身，是所愿也。

一为密宗双身佛像，迹近秽亵问题。

此实古今中外久远存疑，昔日人所讳言，今则因教育之发达，国外性教育之公开，反有欲盖弥彰之势。甚至，在国外之流毒，有因此而促进性行为之泛滥不轨者。在国内而言，不知内义之士，往往将清代雍和宫之欢喜佛与《金瓶梅》并列为诲淫之嫌。旧时视此为密教之密者，当亦有避嫌之意。其实此一问题，有三重要义理，却非一般所知。

首先以宗教教旨而言，此乃吾佛慈悲，为欲界多欲众生，谋此一路，正如《法华经》所说"先以欲钩牵，渐令入佛道"，为教育上不得已的诱导向善的方便，智者一望而知，不足为训。

次则，昔日中外文化，无论为宗教的、哲学的、教育的、伦理的，对两性问题，不是遏阻的不许谈论，即是道德的逃避之。然文不胜质，千古人类，未尝因宗教或教育而稍戢淫欲。甚至，可说是随时代的演进，愈趋愈烈。在古代而言，不避嫌疑而面对现实，作解铃系铃之教育者，唯此藏密和道家南宗而已。综其教育目的，在以锲出锲，警告世人纵欲者不过如此，当从速回头。但世间万事，利害相乘，顺化逆化，都滋流弊，岂止此一事如斯而已。即如今日欧美性教育之公开，亦未敢断言必然是利多于弊。但两害相权，隐亦未必如显耳。

再其次，双身形象，实表示人体生命中，本自具有阴阳二气之功能。凡夫未经严格修持，不能自我中和阴阳二气，故偏逸流荡而引动淫欲。如能中和自我生命之二气，则"天地位焉，万物育焉。"即可超凡入圣。不然即为欲界众生，具体凡夫，生于淫欲、死于淫欲而已。如能严持戒、定、慧而离欲绝爱，方能至于"菩萨内触妙乐"之境。终而成为无男女相，不向外驰求矣。如《大智度论》卷二十一所谓："是人淫欲多为增淫欲而得解脱。是人嗔恚多为增嗔恚而得解脱。如难陀、优楼频骡龙是。如是等种种因缘得解脱。"

智者由此观而精思，不为法缚，不从相求，即可哂然一笑而得除黏解缚。然后方知应以何身得度者，即现何身而为说法。所谓男女相，即非男女相，方能得少分相应。

一为今世现实的人类学与神学问题。

对于密宗画像，凡具有宗教成分者视之，易启精神幻观境界云云。而从学术研究者视之，则认为荒谬绝伦云云。凡此两种观念，亦应有一说。

在前者而言，须当明了密宗佛法之兴起，确为后期佛学之传承。唯其教理，则凭唯识法相之学。用之表法，则取印度固有婆罗门等教遗绪，糅以佛法而升华之。如真知灼见印度流传至今婆罗门等教神像，则对此已无足异。例彼与此，大致类同。国内国外收藏家，有印度婆罗门等教之单身双身像者，不乏其人，求证可知，如不明唯识法相之真义，徒事盲目推崇，未免为有识者所讥，应当自省。

在后者而言，举凡世界各处之宗教神像，要皆与该教发源地之人位本像相同，始终未离人界而能另图天界神像者，其理至为有味。甚至，谈鬼者亦如是，并无二致。唯密宗之像，取欲界、色界之抽象，杂人性、物性之图形为主，故视他家皆为不同。是否神之形，确为如此，姑存之他日以待求证。

总之，佛说心外无法。"心生种种法生，心灭种种法灭。"禅门古德有谓："即心即佛。"又说："不是心，不是物，不是佛。"即是即非，无不非而无不是。如观密宗像法，由艺而至于道也，亦何不可。至于咒语问题，如密宗《大日经义释》曰："一一歌咏，皆是真言。"且拈此解以为结论，并以应钱浩钱朱静华夫妇影印是册时，几度虔诚恳嘱之愿，是否有当，皆成话堕。知我罪我，自性体空，还之弥勒一笑可也。

影印密宗法本前叙

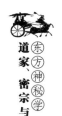

（一）《密宗六成就法》前叙

神秘之学

自古以来，哲学科学尚未昌明之先，凡探寻宇宙人生奥秘之学术，即尽归于宗教。故古之宗教，皆极尽神秘玄奇。迨世界学术昌明以后，有以智慧穷理探讨宇宙人生奥秘之哲学，嗣复有以知识实验追求奥秘之自然科学，纷纷崛起，于是宗教神秘之藩篱，几已破碎无余。时在二千年前，有虽为宗教，而重于实验心理、物理、生理之真知灼见，无过于佛教之修持证悟，及中国道家修身养性之学术，若融会此二者于一炉，发扬而光大之，其于医世利物之功，岂有限量哉！

佛法密宗

佛之全部教法，其最高成就，以彻见宇宙万有之全体大用，会于身心性命形而上之第一义谛为其究竟，确乃涵盖一切，无出其右者。其中教法所传之即事即理，亦已发挥无遗，尽在于三藏十二部之经论述叙之中，固无所谓另有秘密之存在。有之，即明白指出心性之体用，当下即在目前，亲见之，亲证之，即可立地成佛，而人不能尽识者，此即公开之秘密是也。盖其密非在他人不予，只在自己之不悟，诚为极平实而至玄奇者也。等此而下，有以修持证悟之

214

方法，存为枕中之秘，非遇其人而不轻传者，即为佛法秘密宗之密学。当盛唐之时，一支东传中国，后又流传日本，又一支传入中国边陲之西藏。前者人称为东密，后者人呼为藏密。值此二密之门未开，每于宫墙外望，或登堂而未入室者，皆受神秘玄奇之感染，几乎完全丧失人之智慧能力，一心依赖神秘以为法，此实未得其学术之准平者，亦可哀矣。

密宗修法

密宗修持方法，固有其印度渊源所自来，原与中国道家之学术，相互伯仲之间，难分轩轾。自经佛法之融通，术超形而上之，确已合于菩提大道矣。今且去其用神秘以坚定信念之外衣，单言其修持身心之方法，归纳而次序之，大体不外乎，加行、专一、离戏、无修无证之四步。迨达无修无证之域，即佛地现前，所谓前行之步骤，皆视为过渡之梯航，术而糟粕之矣。然未及佛地之间，则非依术而作涉津之渡筏，终恐不易骤至也。且其下手正修之观点，大体都以先加调伏身体生理之障碍着手。盖人生数十寒暑，孜孜矻矻，大半为生理需求而忙。且心为形役，人之所以不能清净圆明者，受身体感觉之障碍为尤多。故彼与道家者流，有先以调身为务，良有以也。然身之基本在气脉，是以调身必先以修气修脉开始。但此气非呼吸之凡气，此脉非血管神经之筋脉。如强作解人，依现代语而明之，则可谓此乃指人身本具灵能所依之路线，唯神而明者，确能证实此事。若徒借形躯神经而摸索之，此实似是而非，毫厘之差，天地悬隔矣。

六成就法要

密宗修法有多门，然此六成就法者，已可概其大要。所谓六种成就者，第一重要，即气脉成就。此乃调伏身体生理，去障入道之要务也。盖人身乃秉先天一种业气力量之所生，凡百烦恼欲望之渊源，病苦生死麇集之窠囊。如不能首先降伏其身，其为心之障碍，确亦无能免此。而修气修脉之要，大体会于一身中之三脉四轮。三脉谓其左右中之要枢，四轮谓其上下中之部分。此与道家注重任督冲带脉之基础，根本似乎大不相同。其实，平面三脉，与前后任督，各有其妙用，而且乃殊途而同归。苟修持而有成就之人，一脉通而百脉通，未有不全能之者。否则，门庭主见占先，各执一端之说，虽有夫子之木铎，亦难发聋振聩之矣。密宗主五方佛气，道家则主前任后督中冲左青龙右白虎，其名异而同归一致之理，何待智者之烦言哉。唯修气修脉，法有多门，大抵皆易学而难精，托空影响之谈，十修则九见小效，殊难一见大成。此盖智与理之所限，能与习之不精，师传指示，大而无要之所致，均非其术之咎也。

气脉成就已达堂奥，或进而修持第四之光明成就。首得身心内外之有相光明，再以智慧观照，而得佛智之无相光明。或由此而修第二之幻观成就，则可坏欲界人间世之世间相，证得确实入于如梦幻之三昧。第二幻观成就，与第三之梦成就，修法最近相似，皆为趋向有为法修得小神通之路也。此之四法，已经概括密宗修持身心之全部过程。于此旁枝分化，即有各宗各派之驳杂方法，或加以其他外貌，几乎使人有目迷十色、耳乱多方之感矣。过此以往，恐人或一生修持而无成者，则有补救之二法，即第五之中阴成就。乃于人之临死刹那前，依仗佛力他力，度其中阴神识，即俗所谓灵魂成道。再又不能，即第六之破咙成就。即所谓往生成就，乃促使人之神识往生他方佛国，不致堕落沉迷之谓也。

总之，六成就法中之后五种，皆以第一修气修脉为其基础。如此基不立，间或有独修其中一法者，虽现在小得效验，若缺虔诚之信仰心，终又归于乌有。但气脉之修法，既有理论，又需得过来人明师之真传，方能如科学家之实验求证得到。不然，徒知方法，不能博知其理，又不足以望其成。徒知理论，不知实行，又不能望有成就。如全修而全证之，则宇宙人生之奥秘，不待他力而神自明之矣。密宗诸法，虽亦有法本存在，但有时亦有尽信书不如无书之憾。何况翻译之法本，有通梵藏文字而不谙中文，有通中文而不谙梵藏。甚至，有两不通达，亦作托空影响之言，欺己迷心，大可哀也。六成就一种，比较信达可徵者，即为美国伊文思温慈博士纂集，而由张妙定居士译为中文者。

出版因缘

萧兄天石，自创自由出版社以来，贡献于古典文化事业，已达十余年。选刊《道藏精华》已近百余种。今又发心搜罗密宗典籍，出为专帙，以冀利益修持行者。其志高远，其心慈悲。然持有密宗之典籍，或习密宗之法者，唯恐深藏名山而不暇，岂肯轻以付人。复虑得之者，挟术以自欺欺人，则其过尤甚于保守而绝迹矣。故虽百计搜罗，尽数年之力，始有收获，其中不少为世所罕见之珍本。并劝余亦出所藏密典，印行少数，以公之于世，俾供研究密学密法，与有志于道密双修者参持之用。今复以出版之事相商，并与论其可否，踌躇寻思，迟迟已达数年。然每念古圣先哲，既已作书，其志乃惧法之将灭，欲寄于文字而流传也。既已见之文字，世界各国学者，又已有外文之翻译，等同普通书籍销售。如吾人犹欲抱残守缺，自作敝帚千金之计，亦恐非先哲之用心矣。苟或有人得此，不经师授心法，挟其粗浅经验而炫耀售寄者，终必自食其果，噬脐无及，此于流通者之初衷无伤也。况且修一切有为法者，如不

217

亲证性空之理，体取无为之际，无论或密，或显，为佛法，为道家，终为修途外学，何足论哉。故于其付印之先，乃遵嘱为叙，言之如是。

南怀瑾叙　一九六一年客于台湾

（二）《大圆满禅定休息清净车解》前序

佛教秘密一宗，初传入于西藏之时，适当此土初唐盛世。开启西藏密宗之教主，乃北印度佛法密教之莲花生大师，据其本传，称为释迦如来圆寂后八年，即转化此身，为密教之教主也。当其初传之佛学概要，已见于拙著《禅海蠡测》中之《禅宗与密宗》一章。其土自莲师初传之密宗修持方法，即为西藏政教史上所称之宁玛派，俗以其衣着尚红，故称为红教。红教修法，除灌顶、加行、持咒、观想等以外，则以大圆满等为最胜。此后传及五代至宋初期，有因红教法久弊深，嫌其杂乱者，又分为噶居派，俗以其衣尚白，故称为白教。迨元代时期，又有分为萨迦派者，俗以其衣着尚花，故称为花教。复至于明代初期，西宁出一高僧，名宗喀巴，入藏遍学显密各乘佛法，有憾于旧派之流弊百出，乃创黄衣士之黄教。递传至现代为达赖、班禅、章嘉等大师之初祖也。大抵旧派可以实地注重双修，黄教则以比丘清净戒律为重，极力主张清净独修为主。此则为藏密修持方法分派之简略观点。至于所谓双修，亦无其神秘之可言，以佛法视之，此乃为多欲众生，谋一修持出离之方便道也。苟为大智利根者，屠刀放下，立地成佛，又何须多此累赘哉！如据理而言，所谓双修者，岂乃徒指男女之形式！盖即表示宇宙之法则，一阴一阳之为道也。后世流为纵欲之口实，使求出离于欲界、色界、无色界之方便法门，反成为沉堕于三界之果实，其过只在学者自身，非其立意觉迷之初衷也，于法何尤哉！

民国缔造之初，对于汉藏文化沟通尤力。东来内地各省，传红教者，有诺那活佛。传白教者，有贡噶活佛。传花教者，有根桑活佛。传黄教者，有班禅、章嘉活佛等等。各省佛学界僧俗入藏者，实繁有徒，举不胜举。密宗风气，于以大行。上之所举，亦仅为荦荦大者。活佛者，即呼图克图之别号，表示其为有真实修持，代表住持佛法之尊称，实无特别名理之神秘存焉。红教徒众，集居于西康北部者为多。白教徒众，集居于川康边境者为多。1949 年以前，花教徒众，亦以散居于西藏及云南边境者为多。黄教则雄踞前后藏，掌握西藏之政教权，以人王而兼法王，形成为一特殊区域之佛国世间矣。

因汉藏佛教显密学术之交流，密宗修法，亦即源源公众。而且于近六十年来，传布于欧美者为更甚。大概而言，红教以大圆满、喜金刚为传法之重心。白教以大手印、六成就法、亥母修法等为传法之重心。花教以大圆胜慧、莲师十六成就法为传法之重心。黄教以大威德、时轮金刚、中观正见与止观修法为传法之重心。当其神秘方来，犹如风行草偃，学佛法而不知密者，几视为学者之不通外国科学然，实亦一时之异盛也。

要之，密宗之侧重修持，无有一法，不自基于色身之气脉起修者。只是或多或少，糅杂于性空缘起之间耳。大圆满之修法，例亦不能外此。所谓大圆满者，内有心性休息一法，即如禅宗所云明心见性而得当下清净者。又有禅定休息一法，即为修持禅定得求解脱者。又有虚幻休息一法，即以修持幻观而得成就者。今者，自由出版社萧天石先生，先取禅定休息之法流通之，即其中心之第二法也。其修法之初，势必先能具备有如道家所云：法、财、侣、地之适当条件。尤其特别注重于择地，一年四季，各有所宜，且皆加有详说。至于择地之要，当须参考《大藏经》中密部之梵天择地法，则可互相证印矣。至其正修之方法，仍以修气修脉，修明点，修灵能，如六成就法之第一法也。其中尤多一注视光明而定，与注视虚空平等而定之法。道家某派，平视空前之法，其初似即由此而来者。最后为下品难修众生，又加传述欲乐定之简法。此即《大圆满禅定休息清净车解》一书之总纲也。造此偈论者，乃莲师之亲传弟子，名无垢光尊者所作。解释之者，乃龙清善将巴所作。译藏文为中文者，乃一前辈佛教大德，意欲逃名，但以传世为功德，故佚之矣。本书旨简法要，大有利于修习禅定者参考研习之价值。唯所憾者，盖因藏汉文法隔碍，译笔失之达雅，良可叹耳。但有宿慧之士，当参考六成就、大手印等法而融会之，自然无所碍矣。如能得明师之口授真传，了知诸法从本来，皆自寂灭相。性空无相，乃起妙有之用，则尤为难得之殊胜因缘。至于译者称此法本，名为《大圆满禅定休息清净车解》，此皆为直译之笔，故学者难通其义。如求其意译为中文之理趣，是书实为《大乘道清净寂灭禅定光明大圆满法要释论》，则较为准确。其余原译内容，颠倒之句，多如此类。今乏藏本据以重译，当在学者之心通明辨之矣。是为叙言。

南怀瑾叙于一九六一年客于台湾

（三）密宗《恒河大手印》《椎击三要诀》合刊序

溯自元初忽必烈帝师发思巴传译西藏密宗大手印法门始，大乘密道之在国内，犹兴废靡定。迨民国缔造，藏密之教，再度崛起，竞习密乘为时尚者，尤以大手印为无修无证之最上法，以《椎击三要诀》为大手印之极至，得之者如获骊珠，咸谓菩提大道，独在是矣。然邃于密乘道者，又称《大手印》与《椎击三要诀》等，实同禅宗之心印。且谓达摩大师西迈葱领之时，复折入西藏而传心印，成为大手印法门。余闻而滋疑焉！昔在川康之时，曾以此事乞证贡噶上师，师亦谓相传云尔。待余修习此法后，拟之夙习禅要，瞿然省证，乃知其虽有类同，而与达摩大师所传心印者，固大有差别，不可误于习谈也。盖禅宗心印，本以无门为法门，苟落言筌，已非真实，何况有法之可传，有诀之可修也哉！有之，但略似禅宗之渐修，固难拟于忘言舍象之顿悟心要也。倘依此而修，积行累劫，亦可跻于圣位。如欲踏破毗卢顶上，向没踪迹处不藏身而去，犹大有事在。况以陡然斥念而修为法门，不示"心性无染，本自圆成"，则不明"旋岚偃岳而不动，江河竞注而不流"之胜。以"乐、明、无念"为佛法极则，而不掀翻能使"乐、明、无念"者之为何物，允有未尽。以"心注于眼，眼注于空"为三要之要，而不明"目前无法，意在目前，不是目前法，非耳目之所到"之妙旨。则其能脱于法执者几希矣。今遇是二法本合刊之胜缘，乃不惜眉毛拖地，揭其未发之旨而赘为之序。

辛丑冬南怀瑾序

（四）影印《大乘要道密集》跋

人生数十寒暑耳，孩童老迈过其半，夜眠衰病过其半，还我昭灵自在，知其我自所为生者攒积时日而计之，仅有六七年耳。况在此短暂岁月中，既不知生自何处来，更不知死向何处去，烦忧苦乐，聚扰其心。近如身心性命所自来者，犹未能识，遑言宇宙天地之奥秘，事物穷奇之变化，固常自居于惑乱，迷晦无明而始终于生死之间也，审可哀矣。余当束发受书，即疑其事，访求诸前辈善知识，质之所疑，则谓世有仙佛之道，可度其厄，乃半疑半信而求其事。志学以后，耽嗜文经武纬之学，感怀世事，奔走四方。然每遇古山名刹，必求访其人，中心固未尝忘情于斯道也。学习既多，其疑愈甚，心知必有简捷之路，亲得证明，方可通其繁复，唯苦难得此捷径耳。迨抗战军兴，羁旅西蜀，遇吾师盐亭老人袁公于青城之灵岩寺，蒙授单提直指，绝言亡相之旨，初尝法乳，即桶底脱落，方知往来宇宙之间，固有此事而元无物者在也。于是弃捐世缘，深入峨嵋。掩室穷经，安般证寂。三年期满，虽知此灵明不昧者，自为参赞天地化育之元始，然于转物自在，旋乾坤于心意之功，犹有憾焉。乃重检幼时所闻神仙之术，并密乘之言，互为参证，质之吾师。老人笑而顾曰：此事固非外求，但子狂心未歇，功行未沛，何妨行脚参方，遍觅善知识以证其疑。倘有会心之处，即返求诸自宗心印，自可得于圜中矣。

从此跋涉山川，远行康藏，欲探密乘之秘，以证斯心之未了者，虽风霜摧鬓，饥渴侵躯，未尝稍懈也。参学既遍，方知心性无染，本自圆成，实非吾欺，第锻炼之未足，犹烹炼之未至其候也。乃返蓉城，以待缘会。日则赴青羊宫以阅《道藏》，夜则侍吾师盐亭老人，并随贡噶、根桑二位上师，以广见闻。既会心于禅、密、道、法之余，复核对藏密移译法本，于其文辞梗隔，义理阻滞，深引为憾。时前辈同参，潼南傅真吾，华阳谢子厚，皆深入藏密之室，且得密乘诸教之精髓者，咸同此见。乃促余肩荷整理藏密法本之责。傅、谢二公，并尽出其历年搜集密本，付予审编。余乃谓欲探穷密乘之赜者，当从《大乘要道密集》求之，则于清末民初东传内地之诸宗秘典，皆可迎刃而解，而得其游刃有余之妙矣。故拟从编年之式，首冠其书。方欲编辑全帙，则适值日本投降。即因事南游，入滇转沪，遂未果所愿。乃举昔年共同搜集密乘典籍，寄托友家，以期他日藏事。忽焉二公作古，余亦尘展名山。时穷势变，蜀道艰难。吊影东来，法本荡然。每于梦寐思之，常复自笑多此结习也，壬寅之春，故交邵阳萧兄天石，发心印行藏密黄籍，商之于众。窃谓大劫余灰，已非名山旧业，与其藏之私阁，徒资珍秘，何如公之同道，以冀众护。但求无负吾心，何须踌躇损益，乃促其完成斯业。萧兄即不辞劳瘁，亲赴香港搜求。有志者事竟成，终复觅得斯本，并嘱冠记其端，余以庆遇所愿，随喜无似，遂不辞肤陋，率尔为叙。

夫《大乘要道密集》者，乃元代初期，崇尚藏密喇嘛教时，有西藏萨迦派（花教）大师发思巴者，年方十五，具足六通，以童稚之龄，为忽必烈帝师。随元室入主中国，即大弘密乘道法，故拣择历来修持要义，分付学者，汇其修证见闻，总为斯集。其法以修习气脉、明点、三昧真火，为证入禅定般若之基本要务，所谓即五方佛性之本然，为身心不二之法门也。唯其中修法，杂有双融之欲乐大定，偏重于藏传原始密教之上乐金刚、喜金刚等为主。终以解脱般若，直指见性，以证得大手印为依归。若以明代以后，宗喀巴大师所创之黄教知见视之，则形同冰炭。然衡之各种大圆满，各种大手印，以及大圆胜慧、六种成就，中观正见等法，则无一而不入此范围。他如修加行道之四灌顶，四无量心，护摩，迁识（颇哇）往生，菩提心戒，念诵瑜伽等，亦无一不提玄钩要，阐演无遗。但深究此集，即得密乘诸宗宝钥，于以上种种修法，可以了然其本原矣。至于文辞简洁，移译精明，虽非如鸠摩罗什、玄奘大师之作述，而较之近世译笔，颠倒难通者，何啻雪泥之别。集中如《道果延晖集》、《吉祥上乐轮方便智慧双运道》、《密哩干巴上师道果集》等，皆为修习喜乐金刚，成就气脉明点身通等大法之总持。如：修习自在拥护要门，修习自在拥护摄受记，则为修六成就者之纲维。如大手印顿入要门等，实乃晚近所出大手印诸法本之渊源。其他所汇加行方便之道，亦皆钩提精要，殊胜难得。若能深得此中妙密，则于即身成就，及心能转物之旨，可以释然，然后可得悟后起修之理趣。且于宋、元以后，佛道二家修法，其间融会互通之处，以及东密、藏密之异同，咸可得窥其踪迹矣。

或曰：若依所言，则密乘修法，实为修持成佛之无上秘要，余宗但有理则，而乏实证之津梁耶？答曰：此则不然。显密通途，法无轩轾。至道无难，唯嫌拣择。修习密乘之道，若不透唯识、般若、中观之理，则不能得三止三观之中道真谛。习禅者，苟不得气脉光明三昧，是终为渗漏。自唐宋以后禅宗兴盛，虽以无门为法门，而于显密修学，靡不贯串无遗。第历时既久，精要支离，故后世成就者少。借攻错于他山之石，炼纯钢于顽铁之流，幸而有此，能不庆喜。至若心忘筌象，透脱法缚，一超直入，不落窠臼，则舍达摩传心之一宗，其余皆非真实。末后一句，直破牢关。自非道密二家所能也。进曰何谓末后句，可得闻乎？曰：也须待汝一口吞尽西江水时，再向汝道。是为叙。

壬寅三月　南怀瑾记于台北

谢译《印度瑜伽健身术》序

瑜伽者，原为古印度学术思想之一派。与婆罗门、数论等学齐名并驱，当释迦牟尼开创佛教之时，固并存而未稍戢也。梵语瑜伽，译义谓观行、相应，或亦译为禅思。数论学派的学说，大抵为二元之实在论，倾向于无神之说。而瑜伽则以神我、梵我为主，作清净之观行修持，以求解脱欲世之累，升华而达于梵净之域。故原本《瑜伽经》之内义，依四品立说，一曰《三昧品》，述说禅定境界之本质。二曰《方法品》，说明入定境界修持之方法。三曰《神通品》，演叙神通之原理及种类。四曰《独存品》，阐述其终极目的，而入于神我之境。此派学术思想，大体承受数论学说，析自性为二十四谛，神我为二十五谛，更建立神为第二十六谛，即佛经所称之自在天神，为色界主者。其学说思想，既形成一大宗派，自必有言之成理，理足为文之一家之言。

该派实验修持方法，大体建立八支行法，为达神通境界而至于解脱之次第。所谓八支行法之原则，即禁制、劝制、坐法、调息、制感、执行、静虑等持也云云。依此修持之极，即变八微为八自在。所谓八微者，即地、水、火、风、空、意、明、无明也。八自在者即能小、能大、轻举、远到、随所欲、分身、尊胜、隐没也。本此学说与方法之演变，枝蔓分衍，乃有各种瑜伽之术互相授受，其中以军荼利瑜伽术播扬尤广。

此种学说方术，迨释迦牟尼兴起，整理印度从古以来全部文化，融通诸家异同之说，删芜刈蔓，归之真如，无复往昔之盛。盖佛学中唯识法相之学兴，糅集整理瑜伽等各派之理，熔铸陶冶，趣之正智。禅观密行之学兴，撷取瑜伽等各派之观行方术，含英咀华，流归法性。论藏中如无著大师所述之《瑜伽师地论》，穷源探本，理极其精。东密藏密，术极其能。如日照萤光，果然灭色。但吾国自宋元以还，印度本土，已无佛学。他山之石，早已移植于此土。故彼邦历近千年而迄于今，由婆罗门、瑜伽派之余绪，郁然复萌，渐渐形成印度教之建立，而与伊斯兰教等并存而不相悖也。

大抵人生宇宙之学术，富于神秘色彩者，莫过于东方古老国家之文物，中国、印度，尤为彰明较著者也。近世以来，欧美人士探求东方之奥秘，如雨后春笋，争相挖掘。彼等震惊于瑜伽术之神奇，竞相传译其学。流风所及，近年国人竞相访习，不乏其人。因之以讹传讹，欺世自误者，亦在所不免。如以该派之术而论，其特异效验之处，确有速成之功，较之吾国方技气功丹经家言，实有超胜之处。甚至，其精细透辟，尤有优越于彼者在也。至于佛家禅定观行，博大精微，与瑜伽术等相较，更不可相提并论。唯国人数典忘祖，目迷外视，不能内省自疚，起而整理之，研究而实验之，致使悲叹迷方，不知所归。身怀异宝而行乞四方，曷胜浩叹。

吾友谢君元甫，研究博物，毕生从事教学，历任台湾各大学教授有年。近复有志国故，涉猎道家方技之学，药物之方，因此而于瑜伽术亦发生兴趣。数年前，嘱为代购《印度瑜伽健身术》一书，赓即亲自翻译以成。冒暑涉寒，心不退转，其意为学术兴趣而研究，固不计其他也。书成以后，将由真善美出版社宋君今人为付铅椠，复速缀数言为介。义不容辞，姑妄言之如是。其译文注重质朴，以征信为尚，匆匆不事藻饰，其亦留待后之有心人为之耳。

一九六四年于台北

《印度军荼利瑜伽术》前言

　　瑜伽之学，源于印度，为彼土上古学术之巨流，与婆罗门相传之四吠陀典递相表里，自释迦文佛应现彼邦，汇原有百家之说，删芜刈繁，归于无二，瑜伽之术，亦入其宗矣。瑜伽之义，旧释为相应，新释为连合，皆指会二元于一体，融心物而超然之意；与此土之天人合一，性命双融之说，意颇相似。稽之内典，凡趋心禅寂，依思维修，由心意识至解脱境，皆已摄于《瑜伽师地论》中。复次从有为入手，修一身瑜伽而证真如本性，则密宗胎藏界三部中之忿怒金刚、军荼利瑜伽等法尚焉。西藏密宗传承无上瑜伽之部，内有修气脉明点，引发自身之忿怒母火（又曰拙火，或灵力、灵热等），融心身于寂静者，亦即胎藏界中忿怒金刚之修持也。凡此受授，皆经佛法陶融，因习利导，而入于菩提性相之中，是乃佛法之瑜伽，志在解脱也。此外，印度原有瑜伽之教，固自代有传承，源流未替，变化形蜕，如现在印度教等，术亦属焉。年来国际形势转移，世界各国沟通学术，互资观摩，欧美人士，初接瑜伽之教，惊彼修士神异之迹，递相转告，于物质科学之目迷十色，耳聩八音外，群相骇异；于是印度瑜伽修士，在海外应科学家试验者，时有所闻，或沉水不溺数十日，或埋土不死若干周，或火不能焚其身，或物不能挠其定，各种神通奇迹，变化莫测，则未可以现代科学知识论矣。凡此之徒，乃瑜伽派修士，与密宗修身瑜伽学术，大同而小异，其中心宗旨与乎究竟归趋，迥然有别，军荼利瑜伽，即为其术中之主干也。

以瑜伽而言瑜伽，凡诸究身心性命之学，趋心神寂者，莫不属之；故瑜伽修法，大体可分为心身二门，若依心而起修，则禅思观想等属之；外其身而证真我，空其意而登净乐。尤其依密宗字音声明证宇宙真谛，感通于形而上者，为其法中密要；即同佛法之返闻自性，观音入道之门也。伟哉观音！远在婆罗门教之前，因已常存宇宙，为诸教之宗师矣。而军荼利修身瑜伽中，于此仅具端倪，未窥全貌，欲探其源，必须通明密咒奥秘，入观音之室，方得而知。若依心而起修，则气脉明点、忿怒母火之修法等属之；化朽腐为神奇，融心物于一元，指物炼心，莫此为胜；军荼利瑜伽，已见其梗概，而犹未尽其妙也。

本书中传述诸法，若持之有恒，如立竿见影，功效卓著；小而祛病延年，大而神妙莫测，而修得五通（天眼通、天耳通、他心通、宿命通、变化通），诚非戏语；而若干细微过节，及对治之方，苟无师传，受害亦非浅鲜。且其法首重独身，专志苦行。不能遗世独立，修之适得其反。例如诸身印之术，在彼土专修者，往往坐立倒持，可历久长时日，以勉强为精进，以苦行为勇猛，一般学者，实非所宜。又如用布洗胃，以刀割舌，乃至吐火吞刀之流，即易入魔，又易致病而夭折，未可妄自尝试。更如用银管以炼下行气，吸水提收之术，妄者习之，即流于房中采战之歧，可以杀身，可以败德，与瑜伽之本旨，背道而驰矣。此举其荦荦大者，余未详述。若心恋世情而为之围，术操超解脱之方，此乃绝对矛盾，不待智者言而自明焉。

或曰：佛重修心，道主炼气，以密宗修气脉明点与乎瑜伽之术，同于道家，固为佛斥为外学也，习之可乎？曰：心非孤起，依境而生，境自物生，心随能动；所谓能者，充塞宇宙，生万物而不

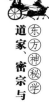

遗，依心而共丽，同出而异用；心身相依，交互影响，凡心求定而未能者，即此业气为累；犹浪欲平而风未止，云无心而气流不息；苟心气同息，转物可即，此为定学之要，非空腹高心者可得而强难也。定学为诸家共法，直指明心，岂能外此。若道家导引、吐纳、服气、按摩之术，为其专主修之一端，属于炼气士之修法，法天地阴阳化育，参生机不已妙用；大抵皆粗习其支离片段，自秘为绝学，能通其全要者，殊不多见。若武术家习炼之气功，则又为其支分，不足以概全也。依道家而言道家，瑜伽气脉之修法，同其导引服气之术；而二者比较，瑜伽之术，较为粗疏，此则难逃明眼者拣择。唯此土修炼之士，有一传统习惯，造就愈高深者，入山唯恐不深，逃名愈恐不及，终至寥落无闻，受授不识。而瑜伽之学，适以时会所趋，张明广著，弘扬于海外，得其译本者，或宝为枕秘，或恐为流毒，多深藏而不布，其心固可嘉，其事则未是，"谩藏诲盗，冶容诲淫"，珍密法而神秘之，其斯之谓乎！

庄生有言："野马也，尘埃也，生物之以息相吹也。"极言穷宇宙之奇，唯此一气之变化，天地为一大化炉，人生为一大化境；此气者，即现代科学所谓电子原子之能也。苟以宇宙为炉鞴，以人物为火蜡，以智能为工具，以气化为资源，持其术以冶之，摩挲炉鞴火蜡之间，则宇宙在手，万化生身，宁非实语！若进而知操持修炼之本，不外一心；天地人物原即幻化，觅心身性命而了不可得，何用系情事相，搬心运气，弄幻影之修为哉！萧兄天石，应同好之请，翻印《印度军荼利瑜伽术》一书，辱承枉问，自憾养气未能，吹嘘无似，聊缀数语，以塞责耳。

南怀瑾寄于金粟轩

南怀瑾先生著述目录

打开微信，扫码听南怀瑾著作有声书

《论语别裁》有声书

《易经杂说》有声书

购买南怀瑾先生纸质图书，请打开淘宝，扫码登陆
复旦大学出版社天猫旗舰店

打开微信，扫码看南怀瑾著作电子书

《老子他说》电子书　　　　　　　　《金刚经说什么》电子书

购买南怀瑾先生纸质图书，请打开淘宝，扫码登陆
复旦大学出版社天猫旗舰店

打开微信，扫码观看
《复旦大学出版社南怀瑾著作出版纪程》视频

打开微信，扫码观看
南怀瑾先生授课原声视频

图书在版编目（CIP）数据

道家、密宗与东方神秘学/南怀瑾著述. —2 版. —上海：复旦大学出版社,2016.3（2025.4 重印）
ISBN 978-7-309-11600-7

Ⅰ. 道… Ⅱ. 南… Ⅲ. ①道家-关系-中医学②③密宗-关系-中医学 Ⅳ. R-092

中国版本图书馆 CIP 数据核字（2015）第 157874 号

道家、密宗与东方神秘学
南怀瑾 著述
出 品 人/严 峰
策划创意/南怀瑾项目组
编辑统筹/南怀瑾项目组
责任编辑/陈 军 邵 丹

复旦大学出版社有限公司出版发行
上海市国权路 579 号 邮编：200433
网址：fupnet@fudanpress.com http://www.fudanpress.com
门市零售：86-21-65102580 团体订购：86-21-65104505
出版部电话：86-21-65642845
上海崇明裕安印刷厂

开本 787 毫米×960 毫米 1/16 印张 15.5 字数 178 千字
2016 年 3 月第 2 版
2025 年 4 月第 2 版第 11 次印刷

ISBN 978-7-309-11600-7/R・1480
定价：35.00 元